元教授の診療録

―退職後のちょっと一言―

石上　友彦

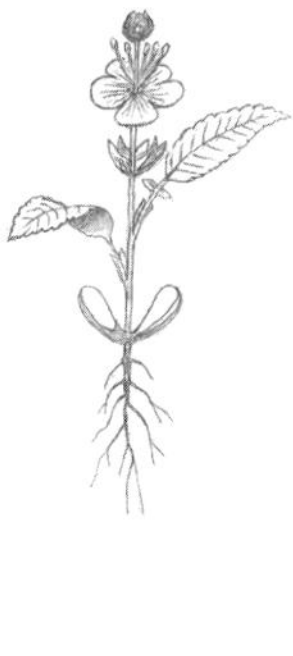

一般財団法人　口腔保健協会

扉のイラストは、ゲーテの「植物の原型と変態」の
概念に基づいて描かれたA. K. von Marilaunによる
『ゲーテの原植物』（一八八八）の図一部改変

はじめに

私は日本大学歯学部を卒業後、東京医科歯科大学歯学部大学院を修了し、愛知学院大学歯学部を経験し、母校の歯学部に戻って部分床義歯を専門とする講座の教授として、患者さんの診療、学生教育、歯科医学の研究を生業とし65歳で定年退職しました。いろいろな大学で経験した歯科診療での患者さんとの出会いは、さまざまな人間模様が見えた40年間でもあり、歯科治療の面白さや苦労が懐かしく思い出されます。

定年退職をした65歳は、まだまだ働ける気力と少し弱くなった体力もあったので、ボケ防止を兼ね、歯科診療に携わっていたいと考えていました。退職後は現役時代の半分くらい働き、年金をもらい、のんびりゆっくり時の流れを楽しむ普通の生活ができれば幸せかなと思っていました。普通の生活程度にもいろいろありますが、「昼間からときどき酒を飲み、好きな魚釣りにも行きたい」と思っていました。でも退職後、魚釣りには5回しか行っていません。「釣りに行く行くと言いながら全然行かないじゃない」と家人には笑われますが、本音は少し面倒くさいのです。普通にしては贅沢かもしれませんが、遊ぶのにも気力が必要で、普段と違う行動には準備や計画を立てなければ行動ができません。昭和生まれは遊び方が下手なのか、「仕事は嫌だ」と言いながら働いてしまいます。

現在、退職後4年経ちましたが臨床が好きで、今でも銀座の個人病院と新宿の企業の診療室の2カ所で、たくさんの患者さんに囲まれ診療に携わっています。大学人でありながら研究よりも臨床が好きな自分にとって、診療は楽しいのですがストレスでもあります。40年近く診療をしていても、「あの処置でよかったか、あの患者さんにはあれでよかったのか」などと、ときどき睡眠時間を邪魔されます。歯科臨床の診療は外科手術と同様に手技が大切で、診断と投薬だけでは治療が完結しません。人のよい親切丁寧な歯科医師というだけでも、患者さんのためには大切なことかもしれません。しかし、残念ながら口先だけで技術が伴わなければ名医ではなく、迷医になってしまいます。もちろん自分なりに真面目にやってはいるのですが、技術不足を感じたり、患者さんの満足が得られないと、酒も美味しくありません。

この年になると言い訳の術や、気持ちの逃げ方はわかっているのですが、何となくストレスが残ります。ストレス解消の一環として、多くの患者さんとの出会いや仕事の懺悔など、とりとめもなくキーボードをたたいてみました。今まで、研究論文以外はあまり書く機会はなかったのですが、銀座で共に働いている後輩に、「大学教授退職後の診療回顧録を書くのが先輩としての仕事ではないか」と尻を叩かれ、パソコンに向かいました。

目次

第一編　診療録とエピソード

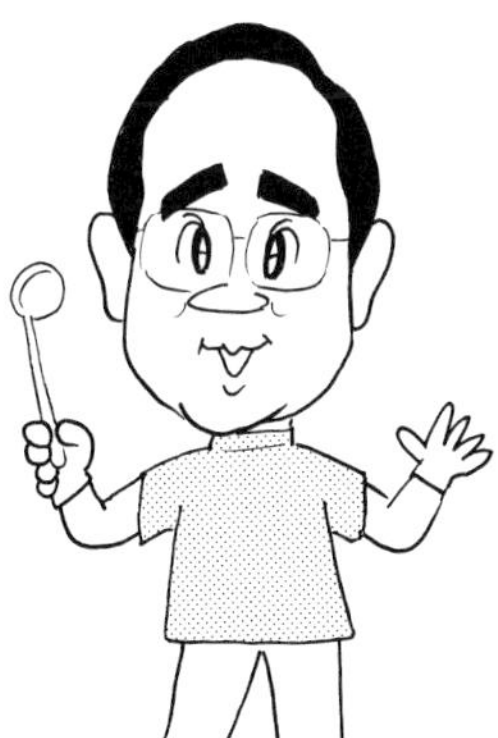

第一章　大学病院時代の診療エピソード

日本大学、愛知学院大学、東京医科歯科大学と3つの大学病院で診療をさせていただきました。それぞれの大学では役職や立場が違い、拝見した患者さんとの人間関係や対応の仕方も違うと思います。また、大学という特殊な環境での治療は採算よりも研究・学問・教育が背景にありましたが、ひとまとめにして思い出すまま、患者さんとのエピソードと治療時の写真を紹介させていただきます。

一　入れ歯の患者さん

愛知学院大学と日本大学では部分床義歯学講座に在籍しており、義歯を専門としていたので、種々な義歯の患者さんを治療させてもらいました。磁性アタッチメントの開発にも参画させていただいていたので、義歯の維持装置として多用していましたが、術後の経過がよく患者さんの評判はよかったようです。

女心とは

私が最も長くメインテナンスを続けている患者さんは、35年近くになります。この患者さんは、40歳代のときに義歯が必要となった女性で、下顎はすべて残っていますが上顎は前歯が4本だけ残り、犬歯間にブリッジが装着されており、臼歯は全部欠損していました。

いくつも義歯を作ったそうですが、しっかり噛めず、義歯も痛くて悩んでいました。装着されていた義歯を見ると、両側の上顎犬歯についている義歯の沈下を防ぐレストが小さく、噛むとレストが滑り落ちる感じでした。前歯の骨植も悪く、咬合のガイドも犬歯だけで、咬合平面も不揃いでした。

前歯の状態に不安があったので、前歯の歯冠を切断し、根面板にして義歯の支台とし、咬合平面を整え咬合の負担を軽減した方が長期的に保有している歯にもよい、と説明したのですが納得されませんでした。「義歯を外したときに主人に顔が見せられない」、とのことでした。女性らしさとご主人への愛情を感じ、言葉が出ませんでした。

種々の診断を行う際には、患者さんの置かれた社会的環境や生活状況を考慮する必要があり、学問的に最善ではない処置も患者さんにとっては最善の場合もあります。

少し無理がありましたが、前歯4本を使い、左右の犬歯間にブリッジを製作し、犬歯の横

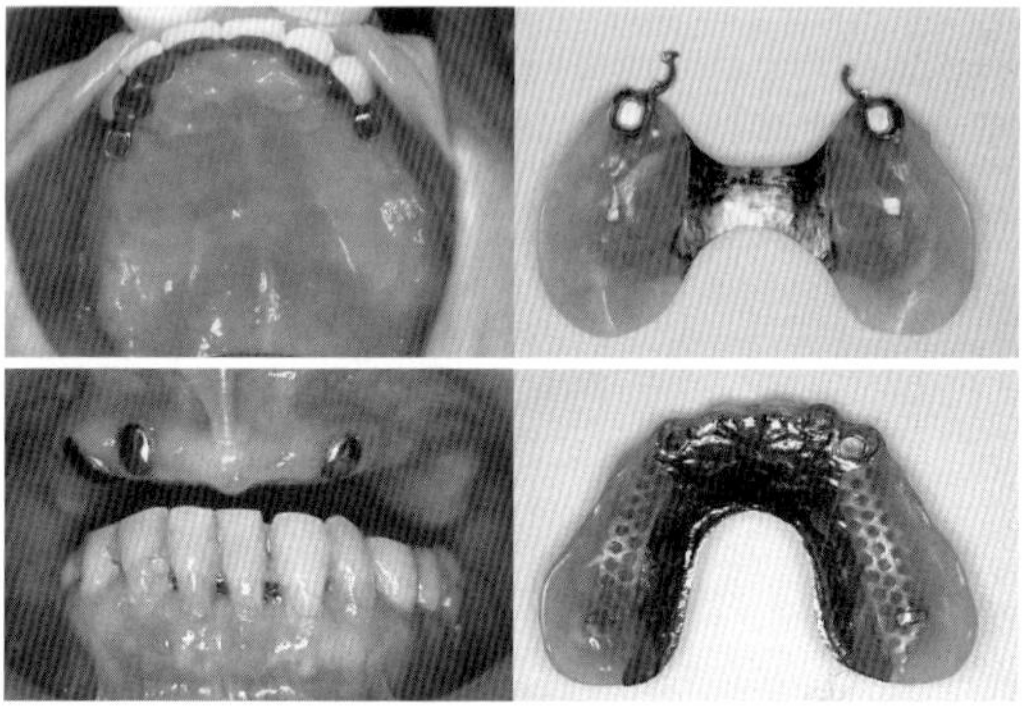

図1　前歯の存在を強く望まれた症例

a：義歯を外したときに前歯がほしいとの強い要望を受け、3本の支台ブリッジに歯冠外磁性アタッチメントを使用したが学問的にも不安がある

b：把持腕と近心レストを付与した歯冠外磁性アタッチメント義歯

c：支台歯の状態がよくなかったので、キーパー付根面板は歯軸方向を考慮してキーパー面を設置した

d：歯冠外からオーバーデンチャーに移行して初診から40年経過した症例

にしっかりとした歯冠外磁性アタッチメントを付与し、咬合平面も整えました（図1a、b）。無理な治療計画なので、義歯がガタついたり、臼歯の人工歯咬合面が減って前歯の負担が大きくならないように、メインテナンスの重要性を説明し、義歯を作りました。

名古屋での患者さ

んでしたが、東京に戻ってからも年に3度メインテナンスに通い続けてくれました。メインテナンス時には義歯粘膜面の適合を確認し、指圧で少しでもきしむようならリライニングをしました。前歯に負担がないか指診で咬合接触を確認し、側方運動時に義歯が動揺しないように咬合調整を行いました。もちろん、歯周ポケットやブラッシングの確認とスケーリングは定番でした。

しかし、装着25年後に前歯が動き始め、義歯を外したときの顔貌より長期の機能を求められたので、何とか残せる前歯3本を切断して、初診当時の計画通りに義歯の支台にして、磁性アタッチメントのオーバーデンチャーとして作り直しました（図1c、d）。

患者さんは70歳を超え、ご主人と共に食生活を大切にできたようです。治療費よりも新幹線代の方が高くついたはずです。しかし、これは患者さんのモチベーションが高く、定期的なメインテナンスがなければ得られなかった結果かもしれません。

この患者さんと同じような口腔状態の50歳代の女性にも義歯を作りました。

初診時に前歯の歯冠補綴装置が脱離し、再製作を希望して来院されましたが、前の患者さんと同様に前歯の歯根を義歯の支台として義歯を製作することを説明したところ、「どうせ主人は私の口元なんか興味ないから長持ちするようにしてほしい」とのことでした。「見た目

a　b
c　d
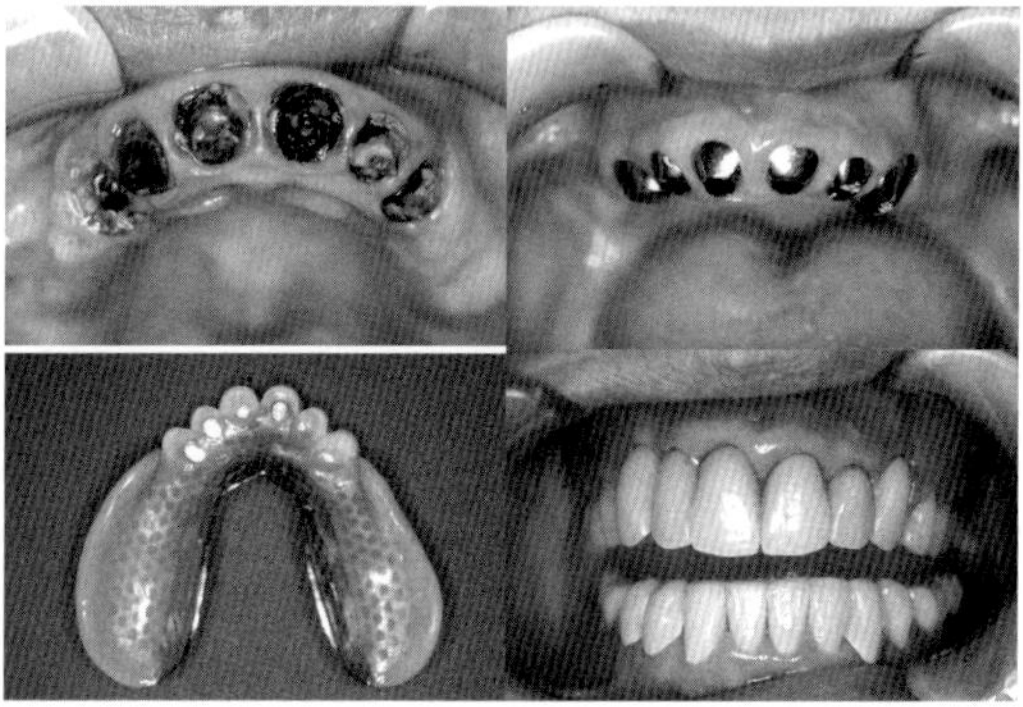

図2　前歯を切断して歯根を支台とした症例

a：上顎の前歯部歯冠補綴装置が脱離した両側遊離端症例

b：状態のよい3本に磁性アタッチメントを適用することにした

c：根面板の位置と人工歯の排列位置が一致したので、歯頸部を義歯縁とした

d：歯冠補綴様に義歯縁が設置でき審美的にも満足が得られた

もよく、長く食生活が楽しめるように」との要望でしたので、磁性アタッチメントを用いたオーバーデンチャーにより咬合平面も整え、学問的にも理にかなった義歯を作りました（**図2**）。

その後20年近く経ちますが、問題なく経過しています。もちろん、メインテナンスは続けています。

ちょっと一言

同じような症例でも、患者さんの生活環境や考えによって選択肢は異なり、教科書通りにはいきません。患者さんの要望とメインテナンスを含めた治療計画が、患者さん本位の治療かもしれません。

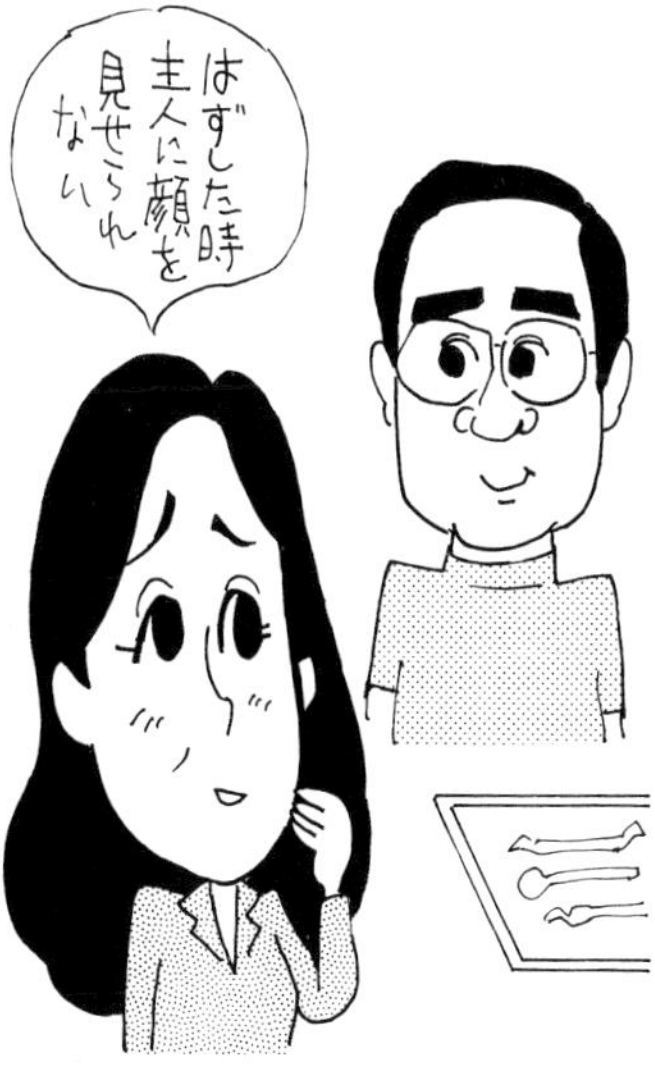

患者さん対応

他の大学病院から「義歯が上手くいかず、訴訟になりそうなので見てほしい」と言われ、「むずかしいのは私がやってもむずかしいので無理です」と言ったのですが、泣きつかれてやることになってしまった保険治療の患者さんがいました。

保有している上顎の歯と下顎の歯の位置がすれ違い咬合の口腔内でした。この手の症例は残っている歯にしっかりとした維持装置を装着し、咬合平面を整え、咬頭傾斜を全体的に緩くし、側方運動時に義歯が動かないようにすることが大事です。患者さんは残っている歯同士で噛みたがるので、噛み癖を直すことも大事です。

何とか対応できたのですが、この患者さんは、最初の頃は20〜30分も治療の約束時間に遅れてきて、「通うのに1時間以上もかかるのだから」などと、高圧的な態度でした。他の患者さんもいることや、時間によって診療スケジュールが動いていることを説明するのが大変でした。

また、「前の大学病院は丁寧で、皆がお客様のように接待してくれた」などと受付の女性にも怒鳴っていたので、文句は受付にではなく私に直接言うように、強く言いました。

その後、少し噛めるようになってきたので患者さんの態度も少し和らぎ、受付にお菓子なども持ってくるようにもなりました。しかし、治療椅子のうがいをするところに勢いよく口の中の水を吐き出し、周りを汚すので、「掃除をする人のことも考えるように」と、雑巾を患者さんに渡す仕草もしたりしながら、治療をしていました。

最終的には何とか他の患者さんと同じような雰囲気になりました。が、文章に書くと簡単なようでも、大変な労力と精神力が必要な治療でした。その後、メインテナンスは紹介元の大学に行くように説得して、メインテナンスは担当しませんでした。

ちょっと一言

近年は患者さんをお客様扱いし、患者様と呼ぶところも多いようですが、何だかかえって患者さんに失礼な気がします。病んでいる患者さんを何とか治療してあげようとする医師と、患者さんとの人間関係のバランスが大切だと思います。

不快な入れ歯

60歳代後半の患者さんが下顎の両奥の大臼歯がなく、いろいろ入れ歯を作ったけど使えないと来院されました。「古い入れ歯を見せてください」と言ったところ「全部捨てた」とのことでした。インプラント治療の説明もしたのですが、保険の入れ歯で対応してほしいと言われました。

旧義歯が使えず、新しい義歯を製作する際には、旧義歯のどこが気になるか、学問的に不備なところはどこかなどを確認してから作り直すと上手くいくことがあります。また長い期間、下顎の臼歯がなく義歯を入れていないと、舌が弛み舌房が狭くなることもあります。教科書通りに頬の動きや舌の動きを確認し、義歯の研磨面、いわゆるデンチャースペースを考慮し、義歯が沈み込まないように臼後結節を覆い、また側方運動時に義歯が動かないように咬合調整しました。

患者さんは、「痛くなく噛めるけれど、存在感があり舌に触って不快で入れられない」とのこと。「しばらく使って慣れましょう」と説明し、メインテナンスをしていたのですが、どうしても不快とのことでした。「入れ歯は人工物ですし、そんなものです」と説明したのですが、その義歯はポケットに入れて持ち帰りました。

そこで、使用していないなら壊してもいいですかと前置し、舌に触る部分や頬に触る部分も薄く短くし、壊れないか心配になるくらいキャシャにしました。臼歯の咬合は点接触にして、側方運動をしても動かないようにしました。患者さんは、「初めて使える入れ歯になった」と喜んでくれましたが、学生に義歯を教えている立場では複雑な気持でした。

メインテナンス時に何回か破折修理もし、5～6年経ちますが、「他の人には私が作った入れ歯だと言わないでくださいね」と言いながらメインテナンスをしていました。

ちょっと一言

義歯は使用時に動揺しなければ痛みは生じにくいし、残存歯も守り、存在感はないようですが、患者さんに義歯を許容させることが治療の始めかもしれません。

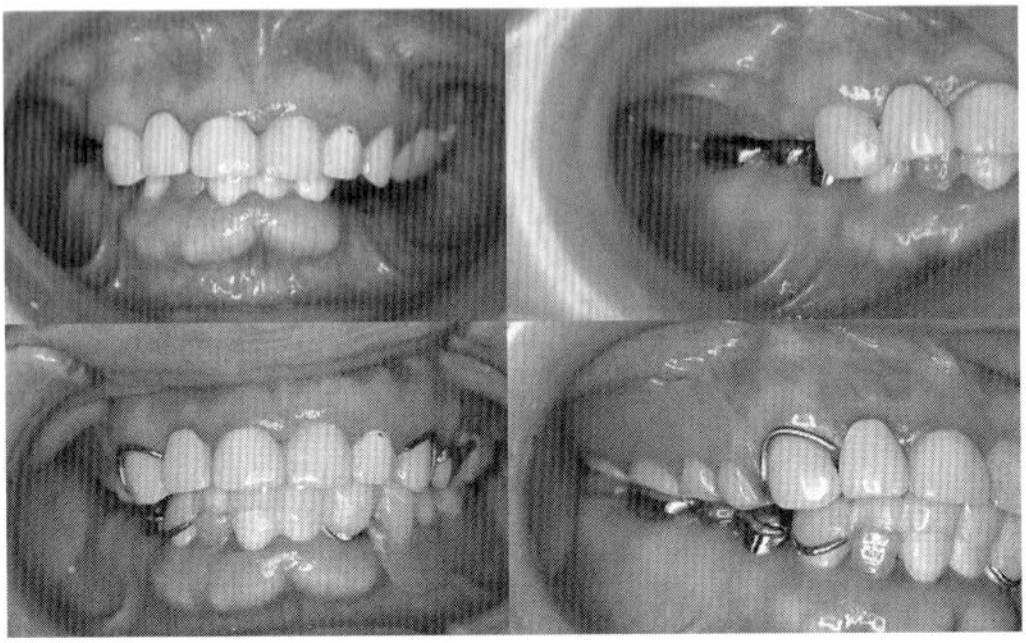

図３　義歯のスペースのない症例の義歯
a・b：下顎前歯の歯冠補綴が装着され、義歯製作を依頼された症例だが、義歯のスペースがない
c・d：下顎前歯の上に人工歯を乗せ、二重になり見栄えが悪いが、咬合高径を調整し、義歯のスペースを確保して義歯を製作

歯科医師の紹介患者さん

友人の開業医が、下顎の義歯製作のために下顎の前歯や保有歯を治療したが、後は義歯だけなので大学病院で作ってほしいと患者さんを紹介してきました。

下顎の両側臼歯の遊離端義歯でしたが、下顎前歯６本は陶材のきれいな歯が入っていました。咬合を見ると、臼歯部には義歯を入れる隙間はほとんどなく、どうにもできない状態でした（**図３a、b**）。

友人のところでも義歯を作ったようですが、全く噛めず、ここを紹介されたそうです。このような口腔内のときは顎位が低くなり、噛みこんでいる場合がほとんどで、咬合を挙上して臼歯部にスペースを作る必要があります。前歯を作る前に仮義歯を作り、咬合を整えてから前歯を作るのですが、友人が高額な陶材冠をすでに入れてあり、やり直すのもむずかしい状態でした。そこで、前歯の上に人工歯を乗せ、咬合高径を調整して義歯を作りました。前歯が二重になり見栄えが少し悪かったのですが、患者さんはとてもよく噛めると喜んでくれました（図3c、d）。

患者さんに諸事を説明し、見た目をきれいにするために前歯の豊隆を削り、前歯全体を上から人工歯で被せるような形で仕上げました。その後、友人の歯科病院に戻ってメインテナンスをしてもらうように言ったのですがダメでした。もしかしたら友人を一人なくしたかもしれません。

義歯を製作する際に、すでに支台歯に装着されている補綴装置を除去して前処置を行うことは新義歯にとって有用なことが多いのですが、除去することにより支台歯が抜歯になったり、不利になることもあるので、リスクを考え対応することが患者さんのためにも必要かもしれません。

ちょっと一言

他の歯科医院から義歯製作のみを依頼されたときに注意しなければならないのは、前処置や保有歯の処置が患者さんのために必要と診断した場合に、依頼元のかかりつけ歯科医に、その旨を相談してから行う必要があるということです。

しかし、「好きに治療してください」と言われることも多く、かかりつけ歯科医の治療の妥当性を患者さんに説明しながらやり直すのは冷や汗が出ます。

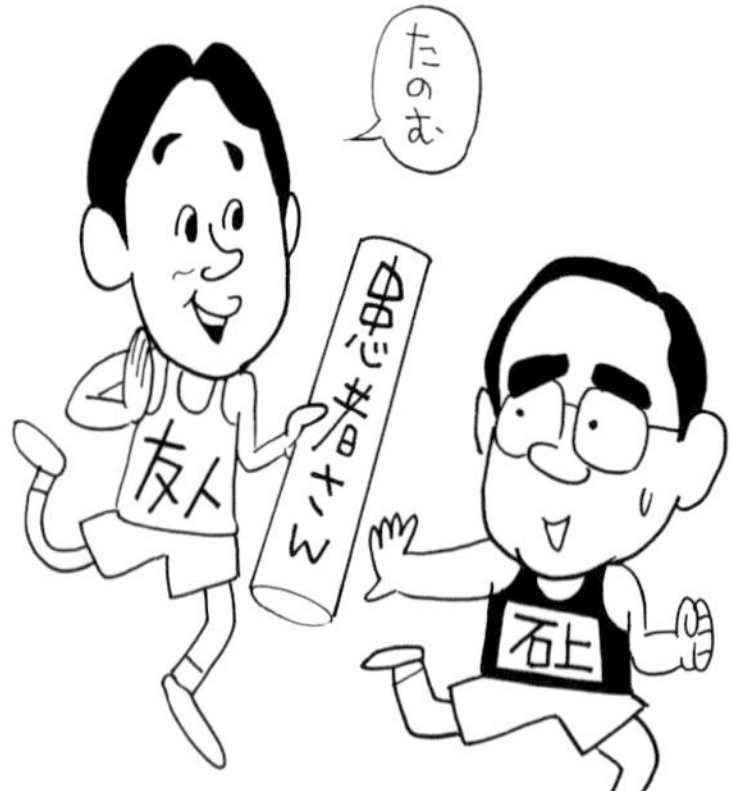

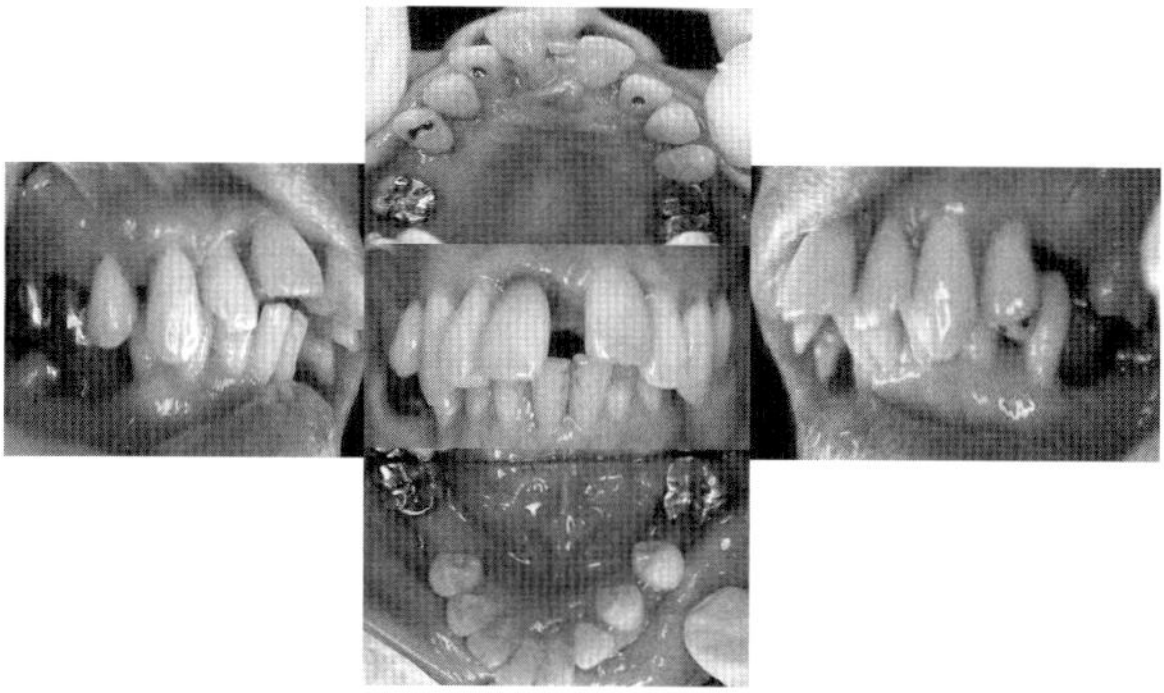

図4　何年も治療せず崩壊した口腔内
前歯はフレアして、下顎前歯は上顎前歯部の口蓋に噛み込み、大臼歯に咬合はあるが咬合位は不安定であった。エックス線と触診で保存可能な歯を選択し、即時義歯を製作し、まずは咬合を確保する

軽率な一言

50歳代前半の女性が歯を治してほしいと来院したのですが、噛める歯はわずかで、見た目も悲惨でした。思わず「女性を捨ててはだめですよ」と言ってしまったのですが、親の介護で自分のことはほとんどできなかったとのことで、事情も知らずに軽率なことを言ってしまったことを深く後悔しました。

残念ながら親御さんを亡くし、自分のことができるようになったので、きれいになりたいし、ちゃんと物が噛めるようになりたいと来院されたのでした。動揺している歯も多く、咬合も安定していませんでした（**図4**）。

このようなときは1本ずつの歯の治療よりも、保存できる歯を確認し、保存不可能な歯は抜き、歯根だけでも残せる歯を選択し、咬合を確保しながら、まずは早急に暫間の義歯を製作してから治療を始めます。歯が動揺し、全体的に噛み合わせが低くなっていることが多く、適正な咬合採得がむずかしいので、口腔内で直接即時重合レジンを用いて、義歯の人工歯に盛り付け、正常な高さに近いところまで整え、咬合を確保し、見た目もきれいにします。初診の時に歯型を取り、レントゲンと触診で残す歯を決め、模型上で歯を切断して、暫間の即時義歯を作り、2回目の来院時に抜歯、歯冠切除等と同時に口腔内で直接即時重合レジンを用いて咬合を作ります（**図5**）。

保険制度では、初診時は歯肉の深さを検査し、歯石除去をしてからでないと手順がダメだと指導されそうですが、このような状態の患者さんを手順通りに治療していては残せる歯も残せなくなります。

ただ初診時の軽率な一言を挽回しようと、一生懸命治療した患者さんでした。

ちょっと一言

初診時では患者さんの生活環境や性格が正確に理解できないことが多いので、冗談の好きな小生はときどき失敗しますが、患者さんの要求を理解し、誠意をもって的確に処置をすれ

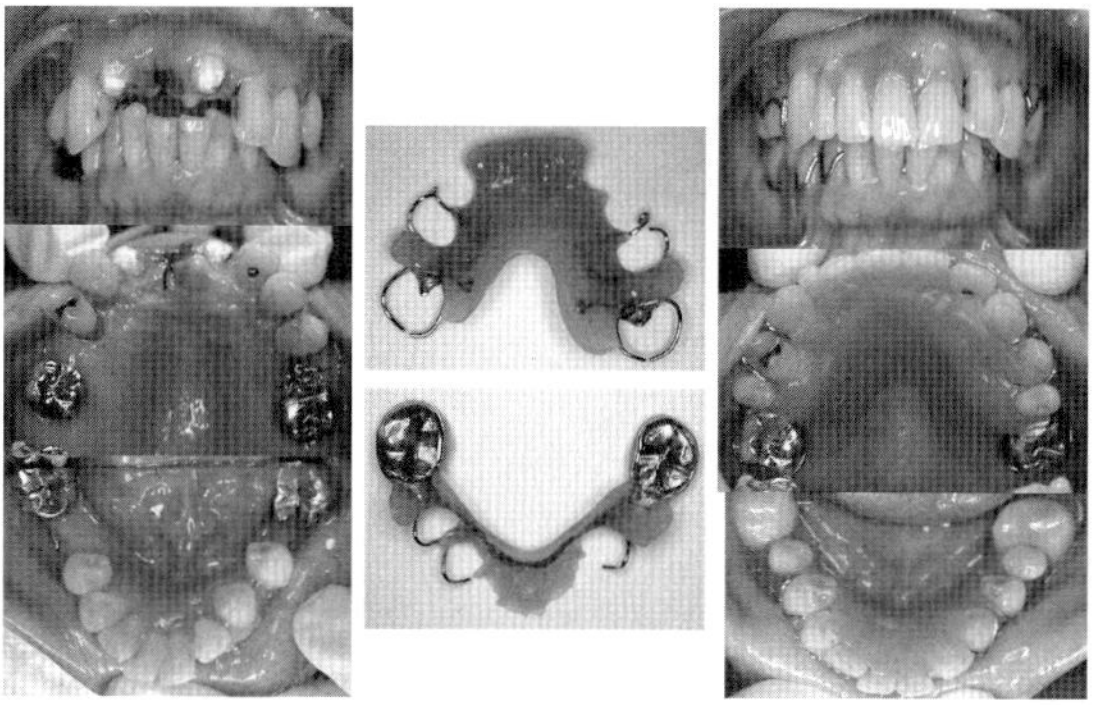

図 5　崩壊した口腔内の最初の治療
垂直に動揺がない歯は抜髄して根面にし、咬合挙上の際に壊れないように臼歯咬合面にキャップレストを設置し、口腔内で咬合位を即時重合レジンで調整し確保する。前歯部接触は口蓋の床で与える。その後、各歯、歯肉の治療を始め最終補綴の準備をする

ば患者さんとの人間関係も上手くいきます。

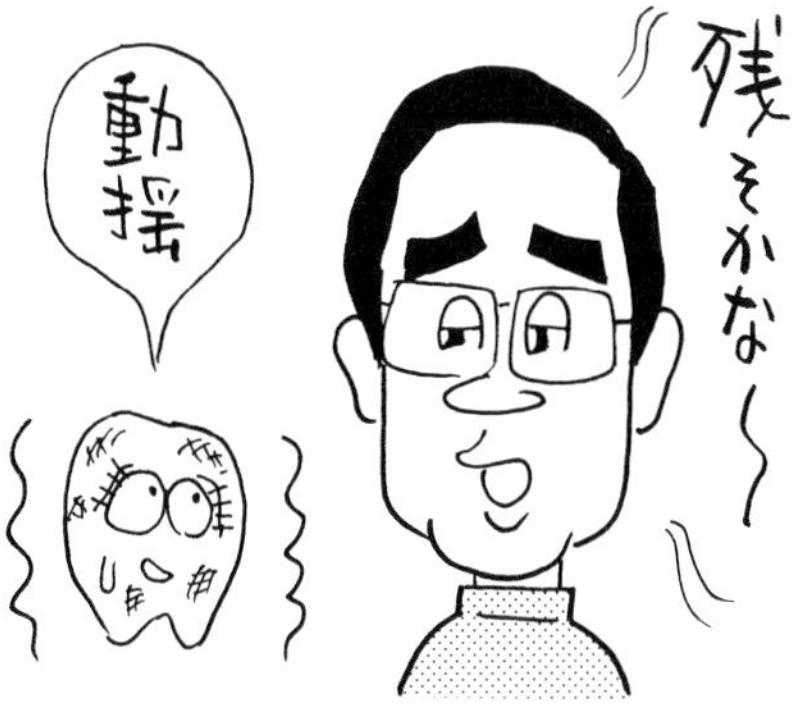

メインテナンス

顎顔面補綴治療も専門に診療していましたので、遠方より患者さんが来院することも多く、飛騨高山の女性の顎義歯も作りました。

義歯床下の顎骨が脆弱で、咬合調整や粘膜適合を定期的に確認したい患者さんでした。3カ月に1回くらいのメインテナンスが必要なため、遠方から通われるのは大丈夫かなと思いましたが、患者さんは真面目に通って来られました。メインテナンスの度に高山の美味しい地酒をいただき、そのせいでメインテナンスの回数が増えてしまったかもしれません。保険治療費の請求はあまりできませんでしたが、個人的には患者さんとお互いに良好なメインテナンスができました。

保険診療的にはメインテナンスだけでの診療は、新たな病名がないと請求できる項目が少なく、自費診療の治療費を請求しなければ採算がとれません。しかし、スケーリングやブラッシング指導、装着した義歯の確認は、口腔内に病名がつく前に行うことが口腔機能の低下を予防するために必要であり、そのことが患者さんのためにも国の医療予算の削減にもつながると思っています。

メインテナンス時のスケーリングは歯科衛生士ではなく自分でやることも多く、歯肉のポケットが深い歯は咬合が強くないかも確認しながら行います。私のスケーリングはポケットの深いところまで刃の付いた器具で歯の面を掃除するのですが、私がやると血だらけになり、「出血サービスです」などと言いながら行っていました。

あるとき、とても深いポケットだったので、麻酔をしてから掃除をしたところ「こんなに痛くないなら毎回麻酔をしてほしい」と言われてしまいました。私はあまり麻酔をせず、深いところまで掃除をするのですが、掃除中も「痛くないですか」と聞くことはあまりしませんでした。しかし退職後は、毎回「痛くないですか」と聞きながらやっています。

歯医者と患者さんは治療が終わってからもメインテナンスの付き合いが長く、人生の長い時期を共有することが多くあります。

ちょっと一言

患者さんに治療法や歯科医師の存在意義を教わることも多々ありました。一方で、もう来ないでほしいと思う患者さんもいて、医療人としてはダメだなあとは思うのですが、歯医者と患者さんの人間関係もメインテナンスと同様にバランスが大切なのだと思います。

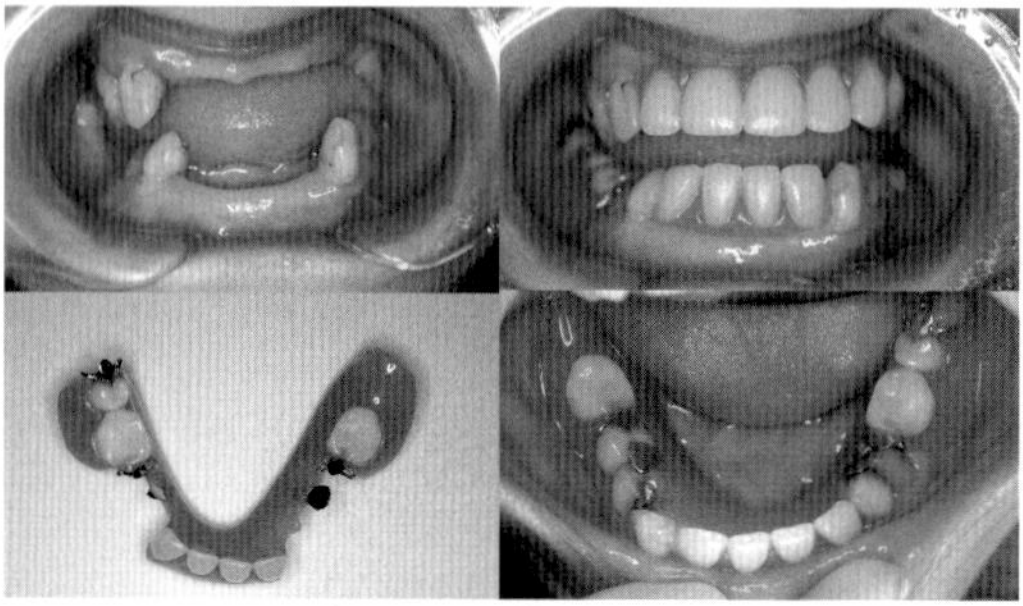

図6　クラスプの見えない保険義歯
a：初診時の口腔内
b：隣接面クラスプを使用した義歯の口腔内正面観
c：3カ所に隣接面クラスプを使用した義歯
d：口腔内に装着した保険のレジン床義歯

見えない隣接面クラスプ

50歳くらいの女性患者さんが来院し、「いろいろな歯科医院でさんざん治療され、もう歯をいじってほしくないのだけれど、入れ歯を作ってほしい」と言われました（図6a）。

「残っている歯にバネを掛けて入れ歯を作りましょう」と提案したところ、「バネが見えるのはいやです」と言われたので、「歯を削って入れ歯の装置が見ないようにできますよ」と説明したところ、「歯はいじってほしくないし、バネは見えたくないし、保険の入れ歯で作ってほしい」と言われました。

思わず、帰ってくださいと言いたくなったのをぐっとこらえ、「ならぬものはならぬのです」と得意のセリフを言ったのですが、悲

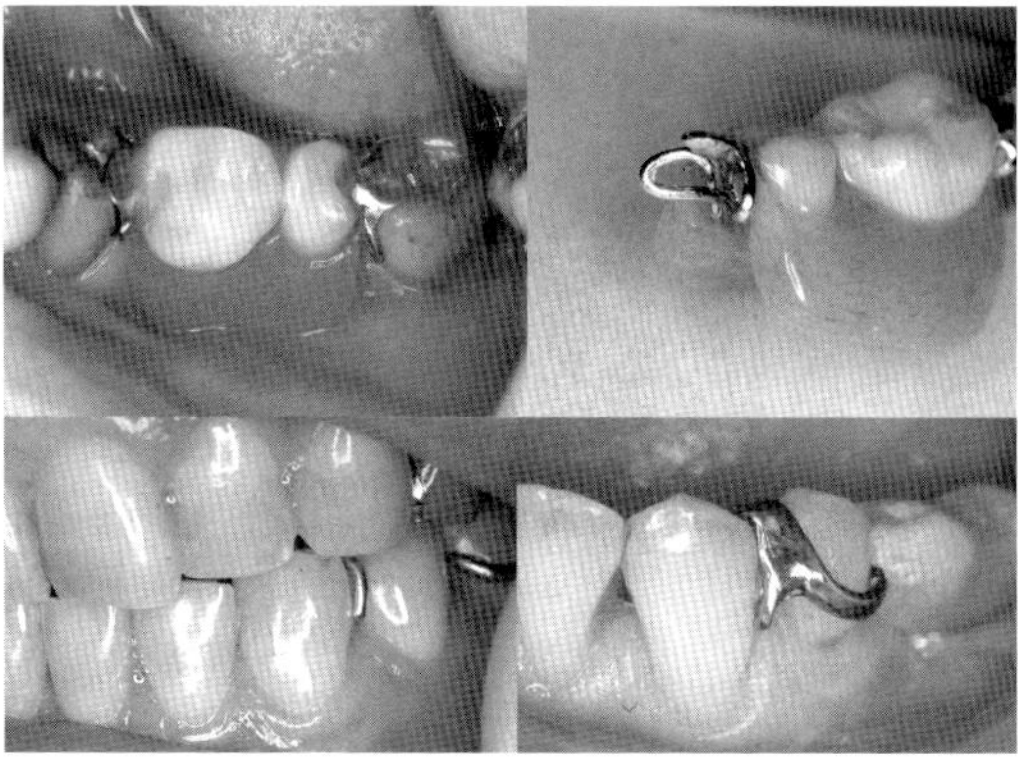

図７　隣接面クラスプ

a・b：支台歯の隣接面アンダーカットを利用し、維持を求め支台歯の隅角を把持し、レストで支持を求める

c・d：別の症例だが鼓型空隙にワイヤークラスプをフック様に挿入させ、隣接面のアンダーカットを利用するクラスプは審美的にも有用である

壮な顔で懇願されてしまいました。

患者さんの口をじっと見て、昔、父が考案したＫＩクラスプなら何とかなるかなと脳裏をかすめました。ＫＩクラスプとは隣接面のアンダーカットを利用して維持を求める隣接面クラスプです。ワイヤークラスプを曲げるのはむずかしいのですが、唇側からはバネがほとんど見えず、レストも付けるので支持、維持、把持が得られるのでチャレンジすることにしました（**図7**

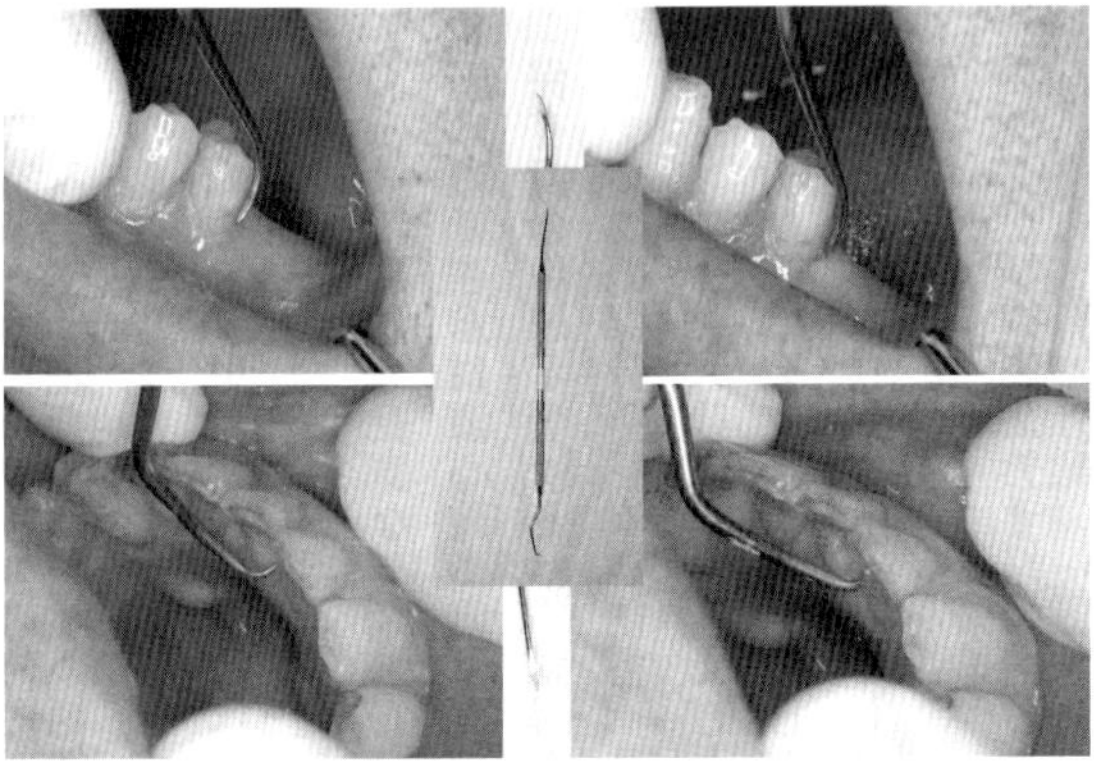

図８　便利な両刃の探針
　メインテナンス時にはポケット内にスムーズに入る両刃のセメント除去用探針でスケーリングを行う

迷惑をかけてしまいました。

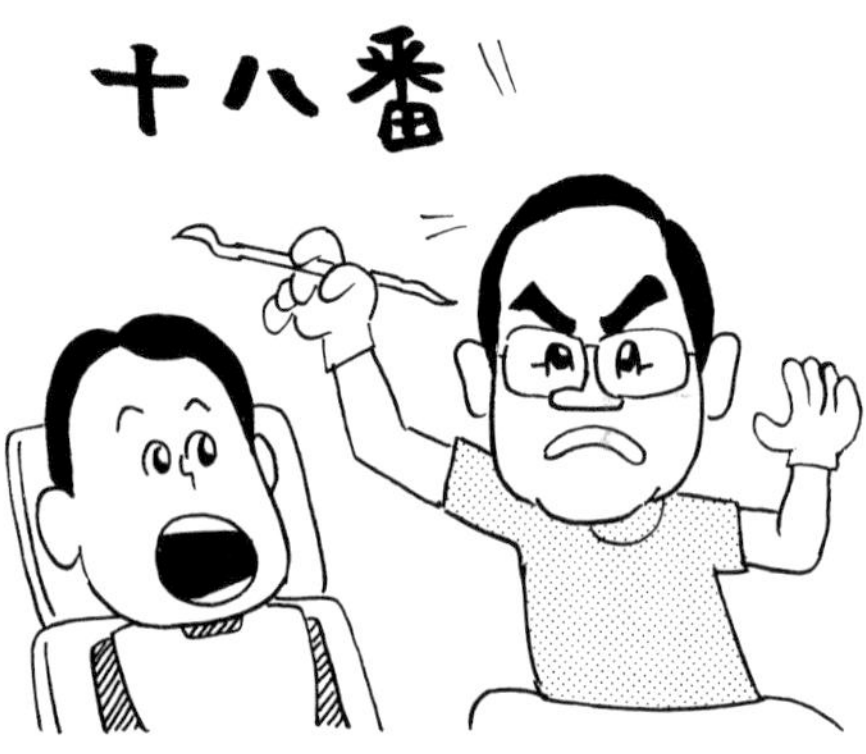

二　インプラントの患者さん

留学先のＵＣＬＡ（ロサンゼルス）で顎顔面補綴とインプラント治療を学んできたこともあり、帰国後、愛知学院大学の大学病院ではインプラント補綴も専門で治療をしていました。当時、愛知学院大学はインプラント治療には否定的だったので、口腔外科の先生と先駆者的な立場で取り組みました。

女子高生の20年後

階段から落ち、顔面に外傷を受けて上顎の前歯を5本喪失した18歳の女子高生の治療をしたことがあります。前歯をなくした彼女の顔は悲惨で、可哀そうでした。

口腔外科の先生と共にインプラント治療を行いましたが、上顎の前歯周辺の骨は歯根を喪失すると吸収されやすく、ボリュームがないときれいにインプラント治療ができません。下顎の骨を搾取し、インプラントを埋入する部位に、その骨を添加し、3本のインプラントを植立し、それを利用して5本の連結した前歯を製作し、治療を行いました。前歯が強く当たらないように調整し、前方運動もバランスよくガイドができるようにしました（**図9**）。

メインテナンスの大事なインプラント治療でしたが、東京の日大に戻りメインテナンスを

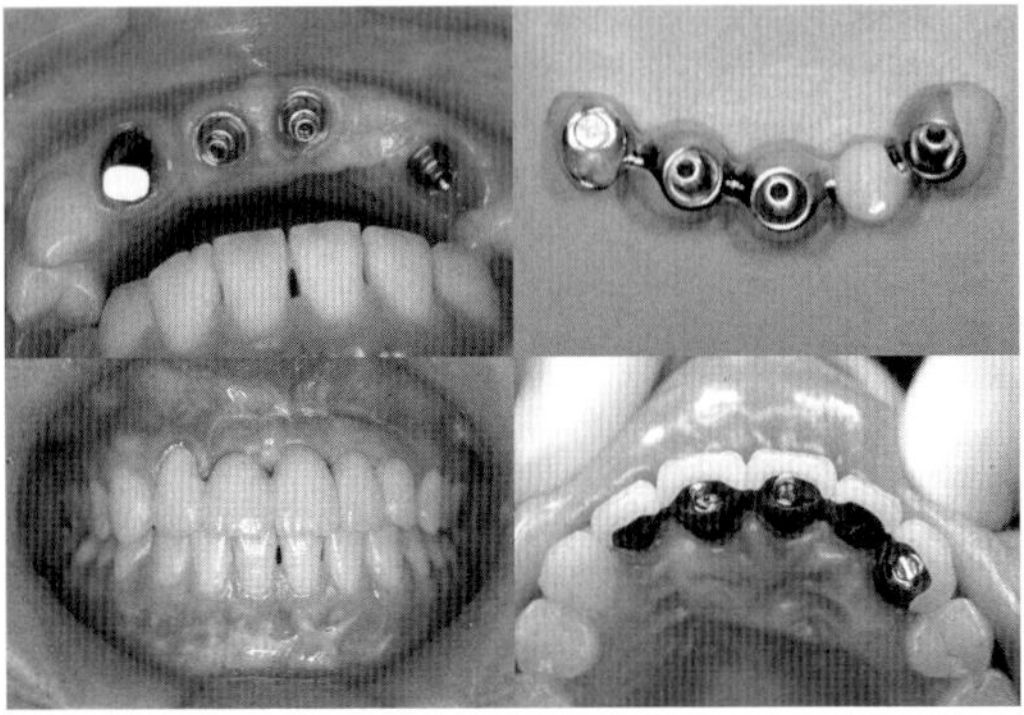

図9　根面板と連結したインプラントブリッジ症例
a：亜脱臼歯の右側切歯は磁性アタッチメントで保存し、３本のインプラントを埋入した
b：側切歯に磁性アタッチメントを設置したインプラントブリッジ内面
c：インプラントブリッジ正面観。前方運動時には離開するようにした
d：磁性アタッチメントを設置した側切歯と連結した術者可撤式インプラントブリッジ

確認できていなかったので気になっていました。その後20年近く経って彼女が結婚し、東京に移転したのを期に、私を訪ねて来院してくれました。口腔内には問題はなく、インプラントも良好に機能していました。

しかし、風貌は以前の面影があまりなく、東京で再会したときは２人の子供の肝っ玉お母さんになっていて、そのたくましさに楽しくなってしまいました。

ちょっと一言

インプラント治療はむずかしい問題もありますが、人生のステージにより、入れ歯に比べ精神的にも大きなメリットはあるようです。

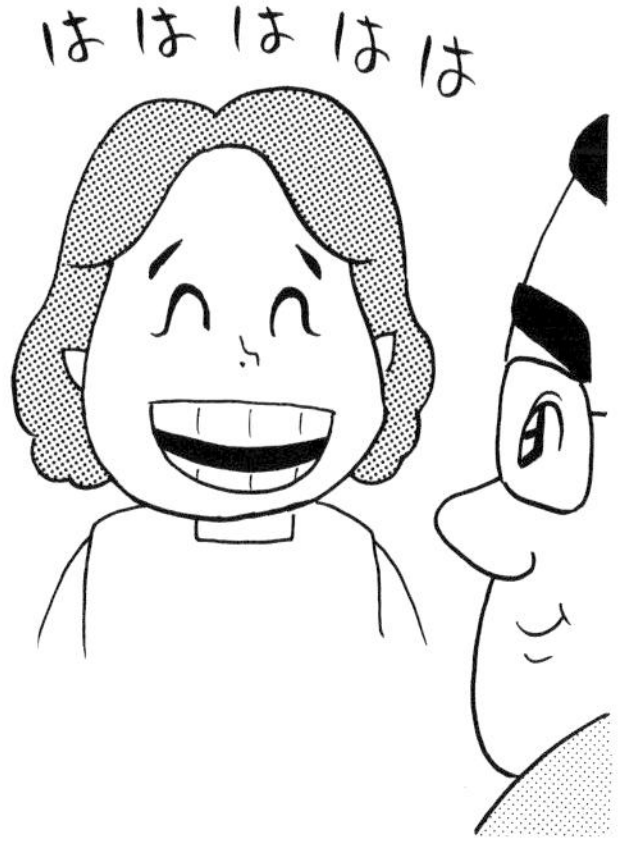

100万円の〝安い〟治療費

インプラント治療は高額な治療になるので、インプラントのトラブルで患者さんの再治療を依頼されることが大学病院ではよくありました。

その患者さんは70歳代の男性で、下顎は古いタイプ（形状記憶合金）のインプラントにより治療されており、上顎は金の部分床義歯により治療されていました。インプラントや保有歯に炎症もあり、治療した病院では対応してもらえず、患者さんは何年も噛めずに、何とかしてほしいと来院されました。インプラントの位置も悪く、咬合平面も乱れ、咬合状態も不自然なものでした。そのインプラント治療には500万円近くがかかったとのことでした（**図10 a、b**）。

保存不可能なインプラントを除去し、保有歯の治療と咬合平面を整え、咬合を再構成しました。患者さんには喜んでもらえましたが、治療費は100万円近くかかりました（**図10 c、d**）。ところが患者さんには「治療費が安い」と言われ、複雑な心境でした。

いろいろなタイプのインプラントがありますが、咬合平面や顎位等は特別なものはなく、教科書通りに付与することが大切です。

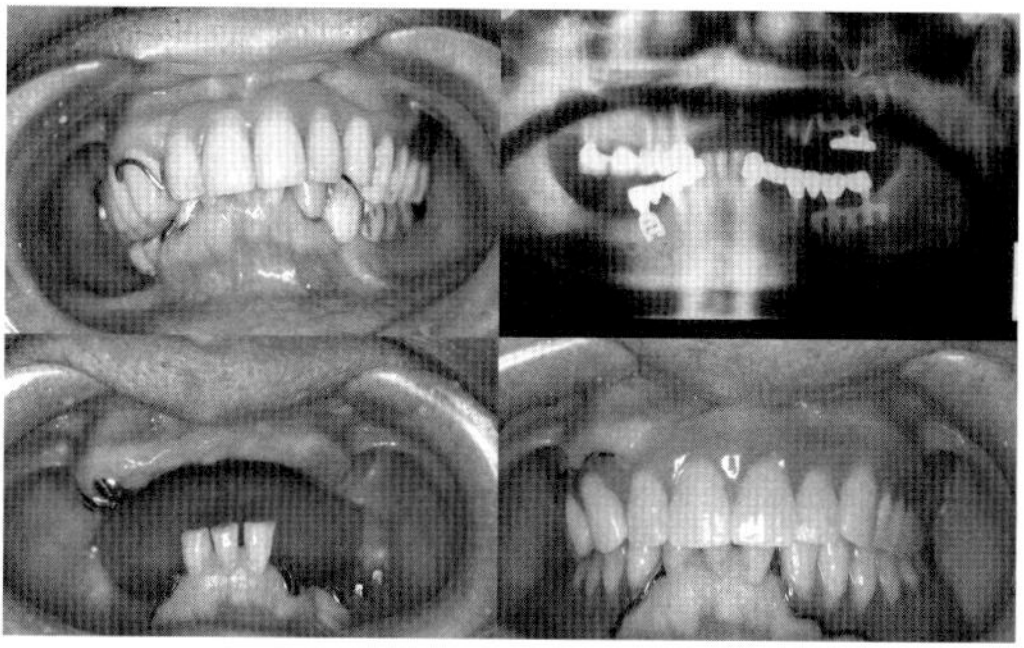

a b c d

図 10　不良インプラントを除去し、咬合を回復した症例

a：インプラント義歯装着時の状態。咀嚼障害とインプラントの違和感を訴えている。咬合平面は乱れ、咬合高径も低位であった

b：上顎インプラント周囲骨透過像と不適合な歯冠補綴が見られるエックス線像

c：不良インプラントと不良補綴装置を除去後、オーバーデンチャー用の磁性アタッチメントを装着した

d：磁性アタッチメントによるオーバーデンチャーで咬合平面と咬合高径を改善し、アタッチメント周囲はメタルタッチにし、清掃性を重視した

ちょっと一言

インプラント装着直後は義歯よりも明らかに噛み心地もよく、患者さんに喜ばれることは多いと思われます。しかし、インプラントを埋入すればよいのではなく、保有歯との咬合のバランスを整え、清掃などのメインテナンス指導も必要不可欠で、気を遣うことが多いのはインプ

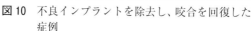

ラント治療の宿命だと思います。

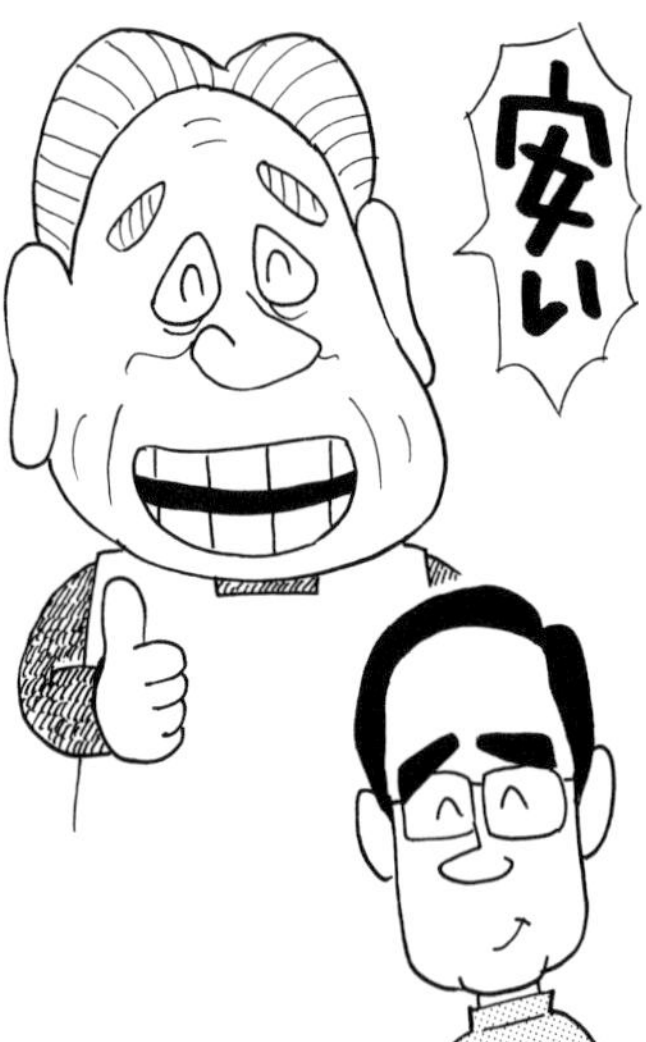

入れ墨の患者さん

ごく一般的で健康そうな、サリーマン風の50代の男性が来院されました。しかし、この患者さんの上顎の歯はすべてなく、全部床義歯が装着されていました。インプラント治療を希望して来院されたのですが、下顎の歯はすべて健全歯だったので少し違和感があり、「上の顎の歯はどうしたのですか」と聞くと、「事故で失った」とのことでした。

一般的に上顎は骨密度が低く、骨量も少ないのでむずかしいのですが、この患者さんはしっかりとした顎だったので、上顎に12本のインプラントを埋入し、フルブリッジで治療することにしました（**図11**）。

当時の愛知学院大学の大学病院でのインプラント治療は、補綴科と口腔外科と放射線科ですべての症例に対しカンファランスを開き、治療計画を立案していました。治療に関してはインプラント体を植立する口腔外科医と、上部構造を作る私の分業でした。

インプラント体を植立する手術室で、横になった患者さんを見たとき、全身に立派な入れ墨があり、思わず息を飲んでしまいました。上顎の歯をなくした事故は何だったのか、改めて考えると背筋が寒くなりました。穏やかな患者さんだと思っていたのが、手術室に急に緊張感が走りました。

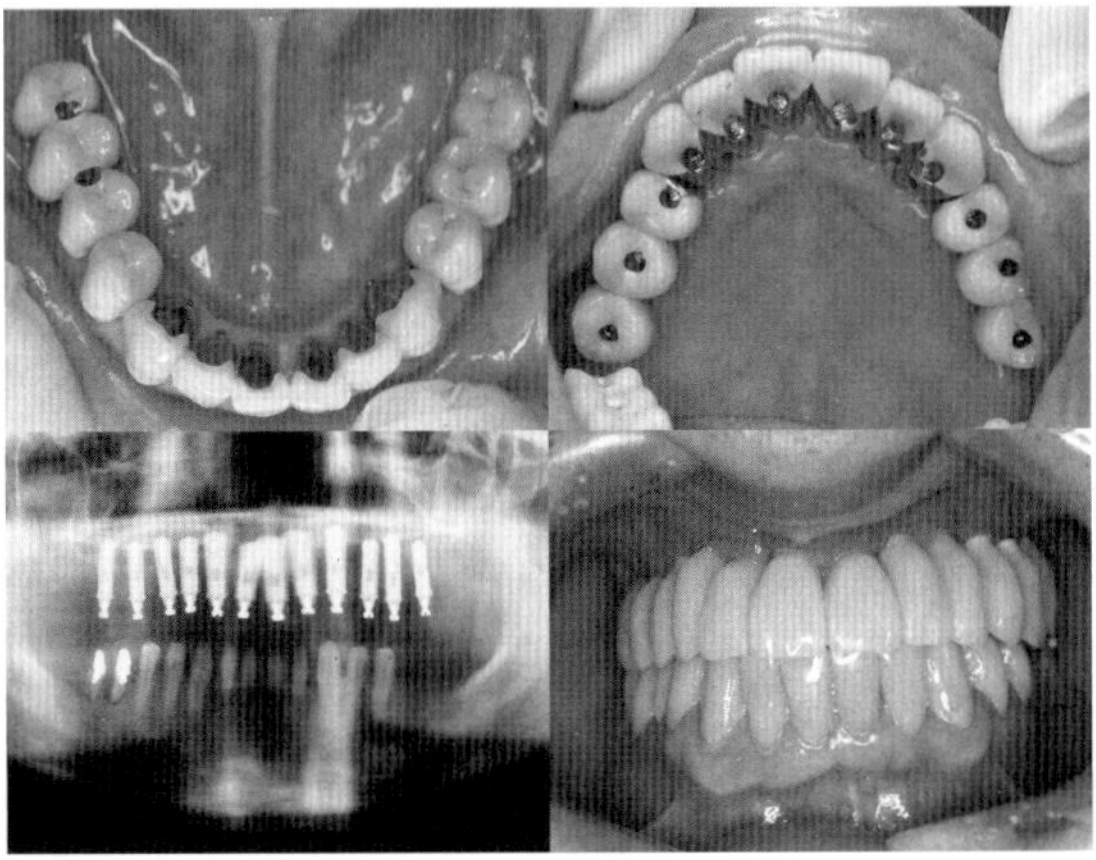

図 11　上顎無歯顎に 12 本インプラントを埋入した症例
　咬合平面を整えるために下顎の歯冠補綴も行い、上顎無歯顎に 12 本のインプラントを埋入し、全顎的な補綴治療を行った

手術が終わった後、口腔外科医は「ここからは先生の仕事だから末永くよろしく」と言って笑っていました。

ちょっと一言

術後2年くらいで少し顎の骨が退縮し、メインテナンスの不安がありましたが、ちょうど東京の日大に戻ることになり後は後輩に委ねました。後輩はしっかり対応してくれたようです。今なら、12本ではなく8本埋入し、インプラント間の血流を確保したと思います。

怒鳴る患者さん

インプラントの初診を任されていたときに、見るからに裏稼業の患者さんに対応することもありました。基本通りに問診から行いますが、「血が止まりにくいことはないですか」と聞くと「腹を刺されて止まりにくかった」と言われ、「そういうことではなく……」と言うと、「お前が聞いたんだろ」と大声で怒鳴りだしました。

口の中を見ながら「大声を出されると、怖くて震えてしまい、あまり治療に自信がないです」と言うと、「自信がないのか」と言われ、「国立の名古屋大学の方が上手だと思います」と言うと、「なら名古屋大学に行く」と帰られました。そのときには、スタッフ全員から拍手をされました。

治療には自信があったし、患者さんの職業に区別はないのですが、医療人としては問題がある対応だったかもしれません。

特にインプラント治療を求めてくる患者さんはむずかしいことが多く、「お金を払うから何とかしろ」と言われることもよくありました。偏見かもしれませんが横柄な患者さんが多く、口腔清掃も不良でした。大学病院でしたので、「歯ブラシをちゃんとしない人にはインプラントはしません」と、患者教育から始めました。

ちょっと一言

インプラント治療は気を遣うことも多く、またメインテナンスも大変です。母校の日大に戻ってからはインプラント治療を止めましたが、そうした大変さから解放され、精神的にとても楽になりました。

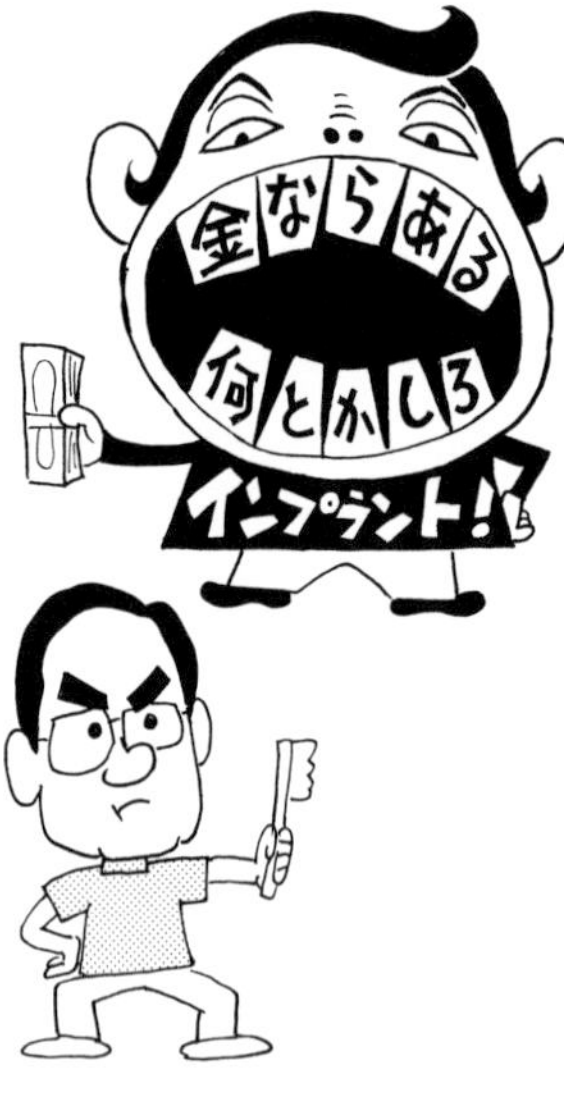

三　歯周病の患者さん

部分床義歯学講座に在籍していると、歯周病学講座で歯周病が落ち着いた患者さんの管理や、歯周病が治癒せず抜歯して義歯を製作してほしいとの依頼もたくさんありました。また、初診で補綴科に依頼される患者さんでも、歯周科と同時に管理する必要がある患者さんが多く、メインテナンスの領域がむずかしいこともありました。

審美性の疑問

大学病院では歯周科から、患者さんの義歯を製作してほしいと依頼されることもよくあります。歯がなくなれば歯周科は必要ないのですが、できれば義歯ではなく、自分の歯を何とか残して噛ませてあげたいと思います。

歯周病が落ち着いた患者さんは少し歯肉が下がり、歯周ポケットが浅くなり安定するようです。これらの患者さんに適応する義歯には、歯根が少し露出した感じの人工歯を使用すると自然観があるのですが、口元が少し不健康な感じになります（図12ａ）。

部分床義歯の人工歯は周りの残っている歯に同調した感じで作るように教育していましたが、不健康な自然観より、少し違和感があっても健康的な人工歯の方が明るい口元になり、

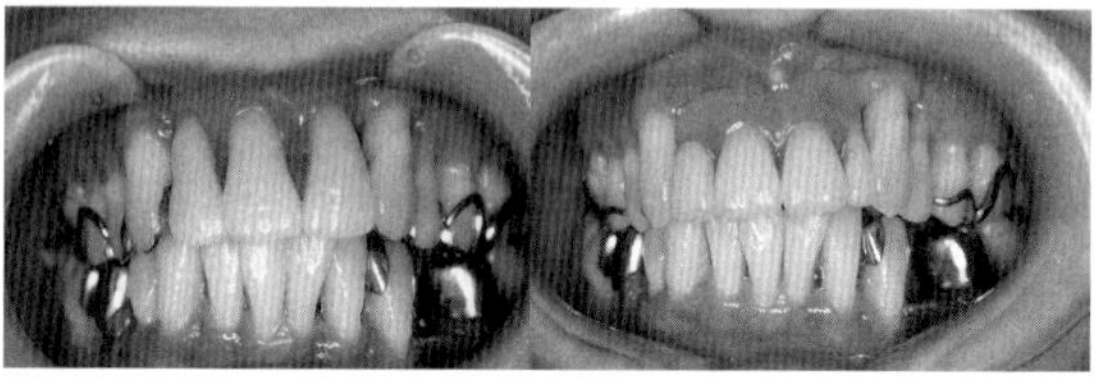

a　　　　　　　　　　b

図 12　正解のない人工歯選択
a：臨在歯に調和した人工歯の不健康的な金属床義歯
b：不調和な人工歯だが健康的な保険義歯

患者さんにも喜ばれます（図12b）。

同様の事例ですが、白い歯を1本作るときも、以前は臨在する歯の色に合わせて歯の色を選んでいましたが、近年は少し白めの歯を入れた方が喜ばれます。年齢に関係なく口元を白く明るくすることが審美なのかよくわかりませんが、患者さんの好みに任せているのが現状です。

歯の治療は機能と審美を一体として行うのですが、最近の審美は服装や化粧もそうですが、よくわかりません。美しさは、人が社会で培われてきた感性を基本として感じているのではないかと思います。

たとえば、お歯黒の時代は世間の習慣で、黒い歯が違和感なく美しいと思われていたのでしょう。また、太った肉体を好む民族や、首を長くする民族など、美しさは社会との同調の中で基準が決められ、人が認識しているのかもしれません。

食事の時に音を立てず、口元を見せない礼儀は、牙を持つ動物性を好まない人間社会で培われてきたのだと思います。しかし現代は、おちょぼ口より、大きく健康的な口元で、歯は白く離開していないのが美しいと思われるようです。

アメリカに留学しているときに黒人の総義歯を製作したことがあるのですが、日本の教科書通りの人工歯排列をしたところ、「私たちの口元ではない」と言われました。黒人の多くは正中離開が多く、それが美しいと感じられるようです。

ちょっと一言

歯科治療における審美性の基準は、とりあえず教科書通りに製作しても、最後は歯科医師ではなく患者さんが決めるしかないのだと思います。

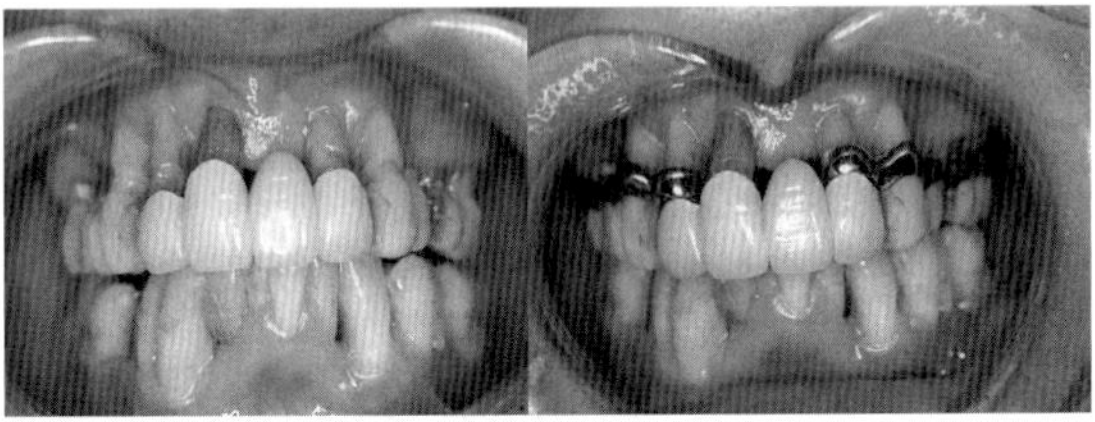

図 13　動揺歯の固定
歯周治療後の歯列を強固な金属で固定を求めた症例

ドクターハラスメント

患者さんに男女の区別はないのですが、私の無神経な対応で女心を傷つけてしまったことがあります。その患者さんは上顎の歯周病治療が落ち着いたので、保存不可能な歯を抜歯して義歯を製作してほしいとの依頼があった50歳代の女性でした。

歯周病で歯肉が下がり、動揺する歯もあったのですが、本人が義歯は嫌なので何とか維持してほしいと懇願されました。予後不良の歯を残すと、残せる歯もダメになる可能性があることを説明しましたが、あと5年くらいもてばかまわないと言われ、責任はもてないとの約束のもと歯周科には内緒で、残すことにしました。

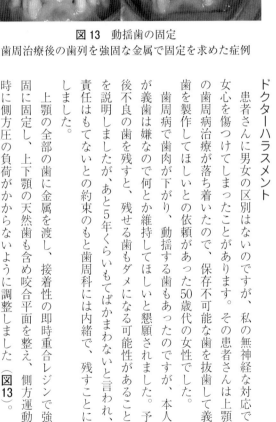

上顎の全部の歯に金属を渡し、接着性の即時重合レジンで強固に固定し、上下顎の天然歯も含め咬合平面を整え、側方運動時に側方圧の負荷がかからないように調整しました（**図13**）。

その後、歯周管理と咬合管理を定期的に行い、8年くらい維持できていました。

来院の度に「よく維持しているな、危ないな、噛めていますか」などと冗談交じりで言っていたのですが、ある時、患者さんが涙ぐみながら、「先生の冗談がいつも辛くて、ストレスだ」と言われてしまい、謝罪をして後輩に交代してもらいました。

私は治療中に「何しに来たの」とか「お豆腐が食べられるから大丈夫」などと冗談が多いのですが、大阪のおばちゃんなら軽く返してくれそうなこんな冗談も、人によってはストレスになるのだと反省しています。

私の母は関西出身なので、その血が混じり、うけを取ろうとしてしまうところがあり、なかなかその性格は治りません。

ちょっと一言

日常でも一言多く、家では叱られています。横柄なつもりはないのですが、少し年を重ねたせいか、デリカシーに欠け、医局員や学生にも気遣いをあまりしなくなってきたので、定年制度は悪くないのだと思います。

抜歯か保存か

ドクターハラスメントの症例と同様の事例です。上顎の歯がすべて動揺し、残せないので抜歯して入れ歯を作ってほしいと歯周科から60歳くらいの男性の患者さんを依頼されました。

下顎の歯は比較的状態もよく、大丈夫でした。上顎の歯はすべて接着性の即時重合レジンで連結固定されていましたが、一部外れていたり、咬合面まではみ出ているところもありました。

患者さんは「何とか残せないですか」と熱い視線を送ってきます。「ダメもとで、何をしてもいいですか」と了解を得てから、上顎の歯をすべてしっかり接着性のレジンで固定し直し、ワイヤーも埋め込みました。咬合平面を上下とも整え、側方運動時に横揺れしないようにガイドを平坦にしました。

それからスケーリングによる出血サービスを最初の頃は月1度の間隔で行い、抜歯を依頼されてから5年近くフォローしていましたが、退職時に後輩に委ねてしまいました。

退職後3年目に後輩から上顎は全部床義歯にする旨の報告がありましたが、顎堤の状態が悪く難症例になったそうです。早めに抜歯して入れば顎堤も悪くならず、義歯も簡単だったかもしれません。

治療当初も、しっかり噛めない歯は残っていればよいというものではないと思うので、「本当に安心して噛めているのですか」と聞くと「噛めているよ」と言われるのですが、義歯にした方が安心して噛めるのではないかと心配していました。こんなときには「どうすりゃいいのか思案橋」のフレーズを患者さんに聞かせていました。

ただ、抜いてしまうと元には戻らないので、試すことができません。口腔内に炎症があるのもよくないですが、歯周病の歯を抜く時期の決断が私にはよくわかりません。

ちょっと一言

歯周病は専門ではありませんが、ポケットの深い歯はスケーリングや歯ブラシだけでは改善されにくく、咬合のバランスが取れていないと予後もよくありません。特に入れ歯を使用している患者さんは保有歯の歯周の管理のために、入れ歯の適合や咬合をメインテナンスのときに確認する必要があります。

四　その他のエピソード

顎顔面補綴

口腔癌の手術後の患者さんの顎顔面補綴治療も専門にしていたので、顎や顔の一部が欠損している患者さんも多く拝見しました。欠損を修復する治療が必要な患者さんは、劣悪な口腔の環境になり、死ぬほど落ち込まれることが多いようです。最初のころは患者さんと共に悩んだり、励ましたりしていました。

しかし、健康な私に患者さんたちの悩みの深さを理解しきれるものではないし、よかれと思って言ったことも患者さんを傷付けていることがあったようです。いろいろな症状の患者さんを診ているうちに、私にできることはむずかしい治療でも一生懸命よい義歯を作り、患者さんに食生活を諦めさせないように、明るく対応することくらいだと思うようになりました。

顎顔面補綴学会の仲間たちと知識や情報を交換しながら、患者さんのためにどうすればよいか悩みながら顎義歯等を製作していましたが、保険治療の範囲では収まるようなものではありませんでした。学会から厚労省にもいろいろ提案はしていたのですが、患者さんの数も多くないので、保険制度の改革は困難でした。

あるとき、上顎と顔の一部がない70歳代の患者さんの治療を担当しました。治療が終わり、メインテナンスをしていた患者さんのご自宅に食事に誘われて伺いました。ご家族の方には感謝され、食事をしながら談笑をしました。

食後、患者さんの部屋でお菓子をいただきながら二人だけで話をしましたが、お菓子を小さく刻み、とても食べにくそうに食べていました。「入れ歯がダメなことを私に見せたいのでしょ」と冗談を言いながら話をしましたが、患者さんはご家族と談話することはほとんどなく、いつも別室だったので「今日は久しぶりに楽しかった」とのことでした。

ちょっと一言

いろいろな家庭があるので一概にはわかりませんが、医療人ができることは患者さんと普通に接し、治療を一生懸命することだけかもしれないと思わされた出来事でした。

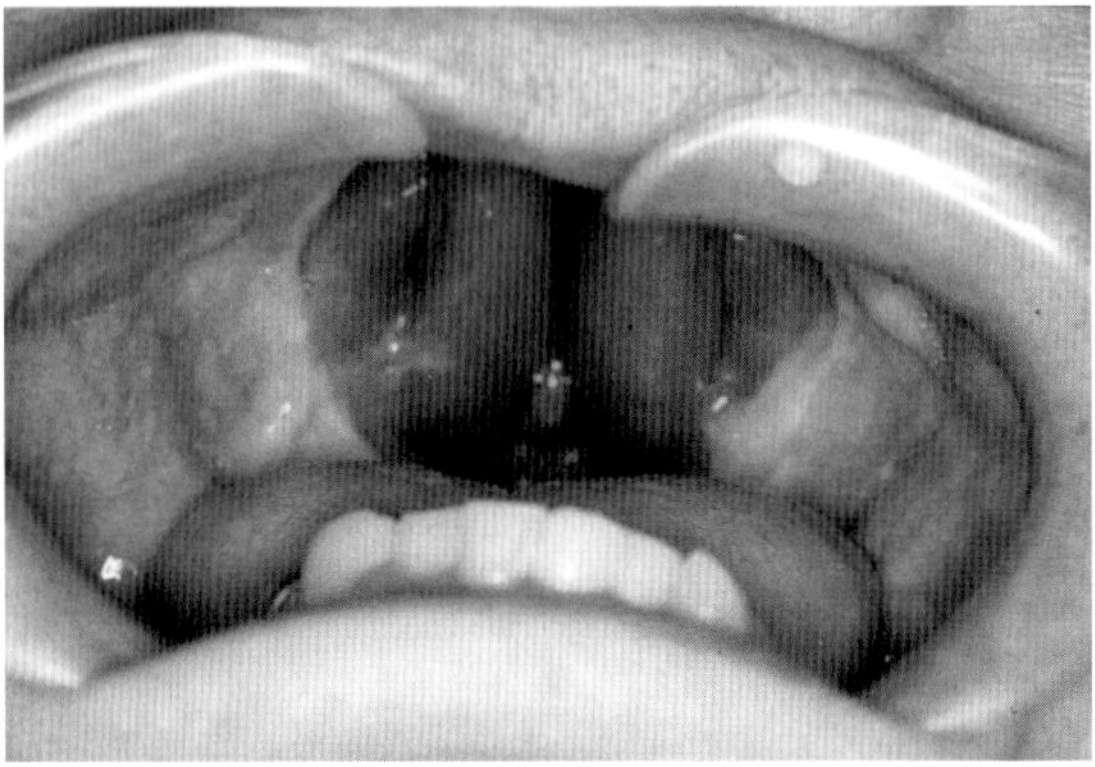

図 14　上顎顎義歯の維持が困難な症例
両側性上顎骨欠損症例の口腔内、対合は天然歯列

からくり義歯

顎顔面補綴の治療はどの患者さんも劣悪な口腔状態が多く、患者さんごとに工夫や試行錯誤が必要な症例が多くありました。

あるとき、上顎亜全摘、つまり上顎骨がほとんどない患者さんを拝見することになりました（**図 14**）。口腔内を見たとき、私には無理かなと思い、先輩の助教授に「無理です」と言ったのですが、「われわれが放棄したら、誰がこの患者さんの治療をするのだ」と檄をいれられてしまいました。一般的には自分の専門分野でなければ、手に負えないときは専門の歯科医師に転科したほうが患者さんのためにはよいと思います。しかし、顎顔面補綴は私が専門医でした。

それから試行錯誤の日々が続いたのですが、

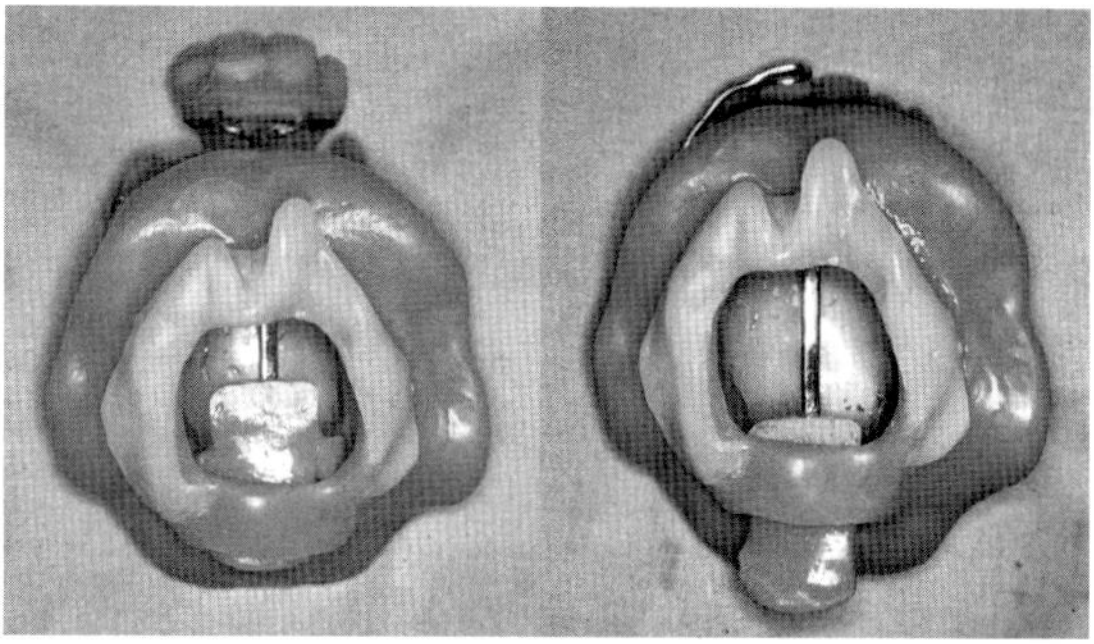

図 15　からくり機構を付与した顎義歯
a：前歯部を前方に引くことで後方の突起部分は顎義歯内に収まる
b：aの状態で口腔内に装着し、前歯部を戻し、後方アンダーカットに突起部を挿入する

助教授が「からくり義歯」という方法があることを提案してくれました。

当時、愛知学院大学には歯科技工専修科があり、そこの学生と一緒に、支持組織のほとんどない上顎に顎義歯を維持させるにはどうしたらよいか悩みました。顎義歯の維持として利用できるのは、欠損腔後方の軟口蓋の鼻腔側面と前方の鼻孔下縁部のみで、欠損腔側壁は両側とも維持に有用なアンダーカットを形成していません。対向する方向のアンダーカットは顎義歯の維持には有効であっても、これを固定性の突起で利用するには限界があります。たとえそれを模型に再現できても、そのまま成形すると顎義歯の着

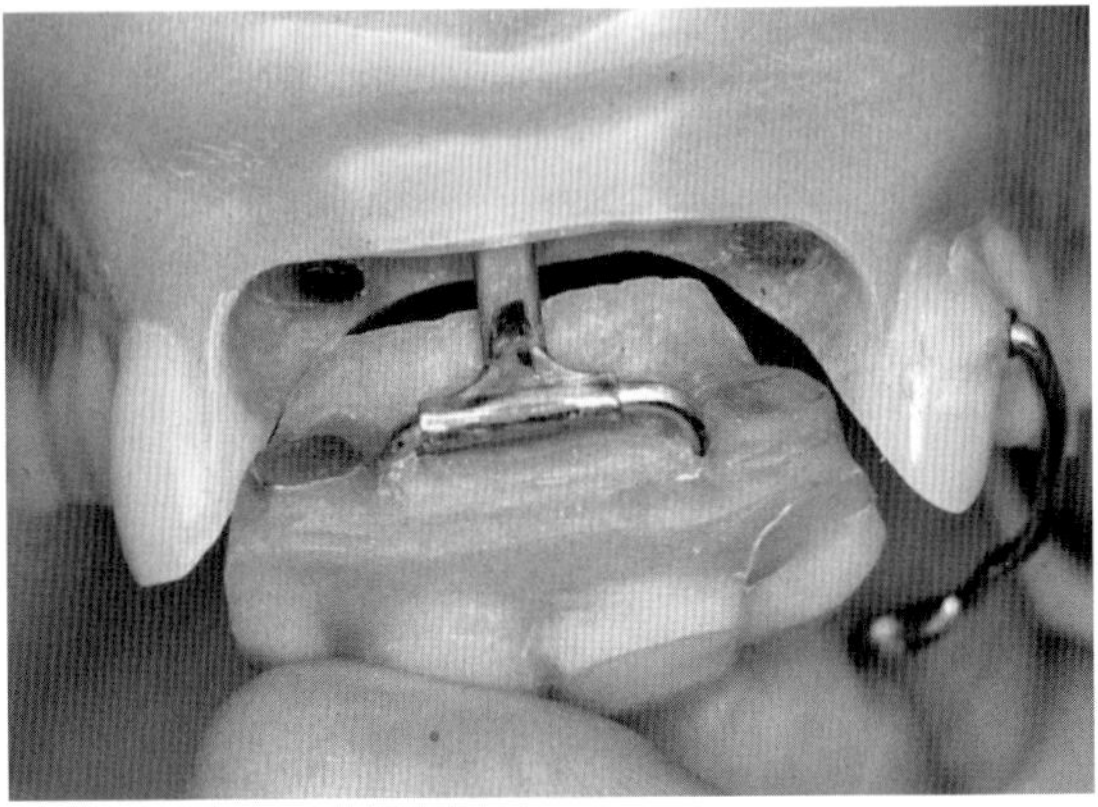

図 16　前歯部の一体化に磁性アタッチメントを用いた
　可動する前歯部の固定に着脱の方向性にとらわれない磁性アタッチメントを利用した

脱は不可能です。

　そこで、アンダーカット部を十分に利用するために義歯の一部に可動性を与えた構造の顎義歯が適応と判断しました。欠損腔前後のアンダーカットを利用するために、後方アンダーカットに入る突起部分と義歯前歯をリンガルバーで繋ぎ、可動性にして、前歯部付近に蝶番機構も与え、出し引きしやすくしました。前方アンダーカットの外鼻孔下縁に挿入する部分は軟性樹脂のクレペートで製作し、前歯部を前方に引くことで後方の突起部分は顎義歯内に収まるようにしました（**図15a**）。

　この状態で口腔内に顎義歯を装着し、咬合させた状態で前歯部を戻し、後方アン

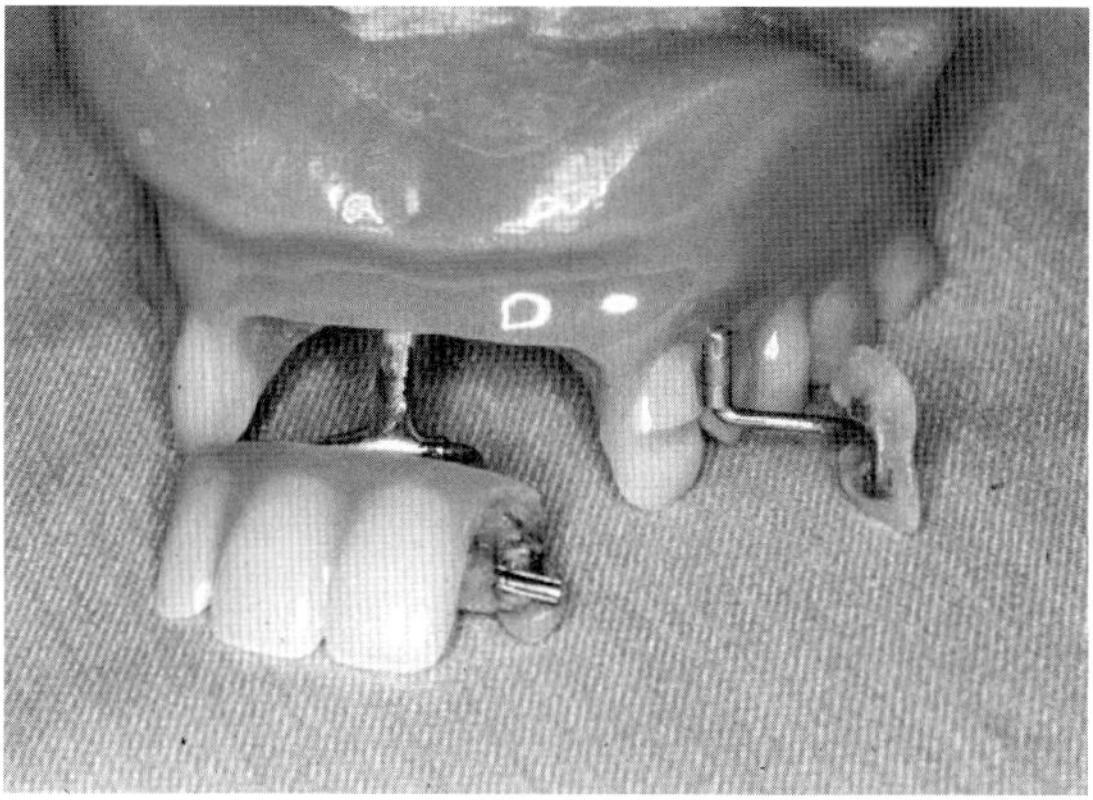

図 17　側方力に弱い磁力を側方からロックする機能を付与

左側側切歯が左側犬歯の遠心を横切って前歯部をロックするような蝶番機構のある自家製アタッチメントを付与した

ダーカットに突起部を挿入し維持を求めることにしました（**図15b**）。前歯部を義歯本体と一体化するために、あまり厳密なガイドを与えずに磁性アタッチメントにより固定し、さらに、前歯部での咬合、および咀嚼時等の機能時にも可動部分の安定性が確保できるように、左側側切歯が左側犬歯の遠心を横切って前歯部をロックするような自家製アタッチメントを付与しました（**図16、17**）。

図18は完成顎義歯を口腔内に装着したもので、開口時の顎義歯離脱もなく、閉口時の咬合状態も良好でした（**図19**）。この症例の詳細は、「両

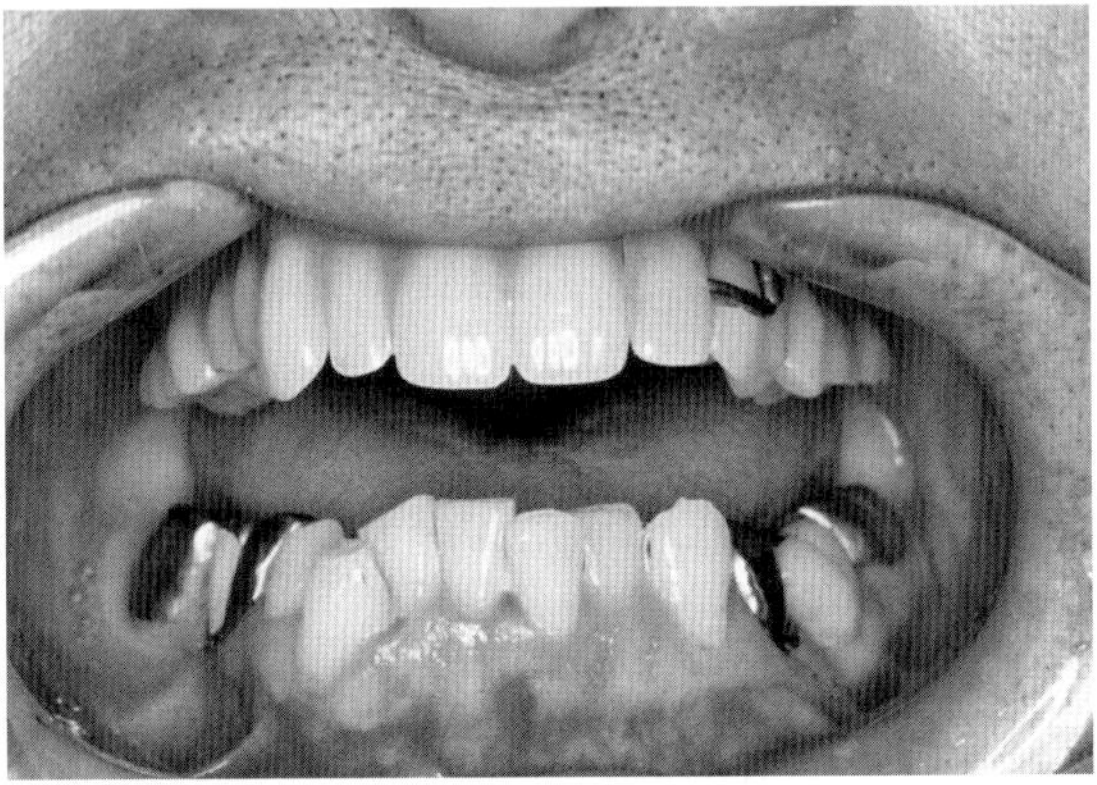

図 18　からくり機構により維持できた顎義歯
開口時に顎義歯の脱落はなく、発音嚥下が可能となった

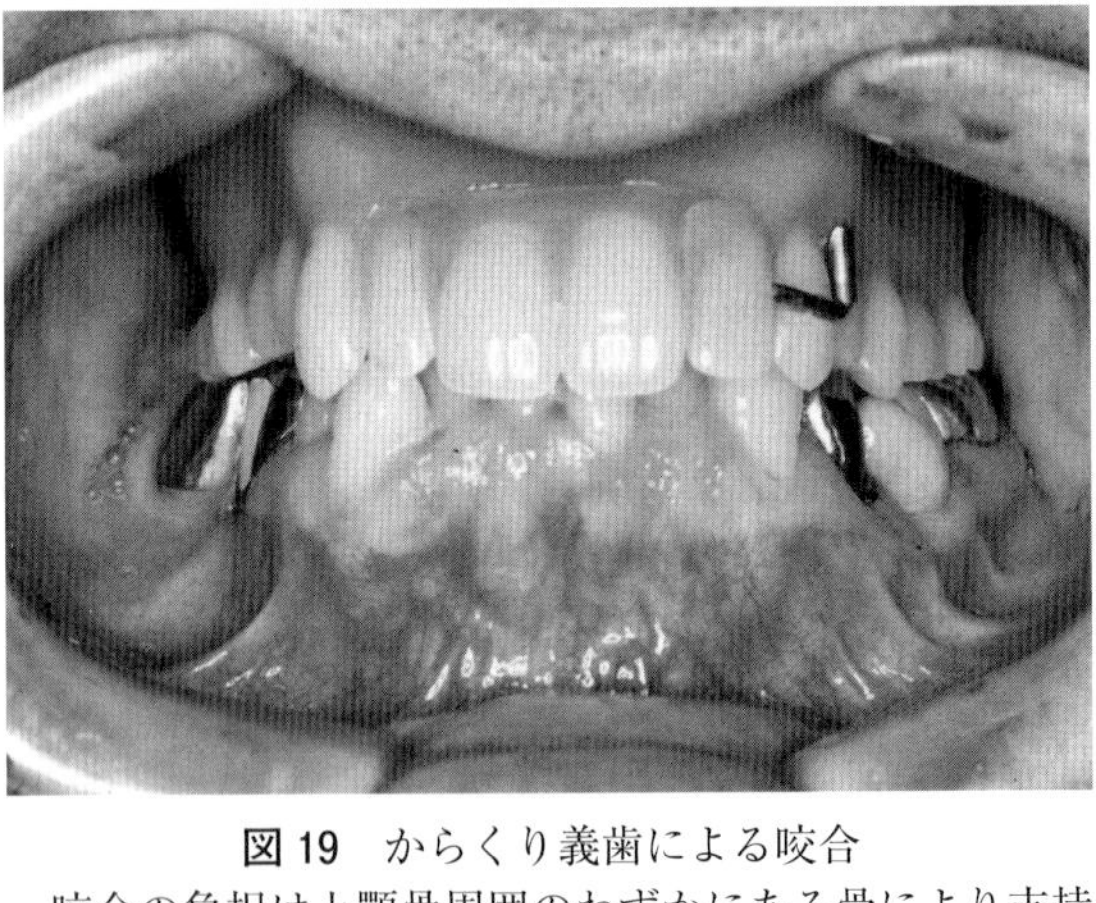

図 19　からくり義歯による咬合
咬合の負担は上顎骨周囲のわずかにある骨により支持され、咬合機能が得られた

側上顎骨切除患者に対する特殊構造の顎義歯の一症例」と題し、愛知学院大学歯学会誌に報告しました。

術後経過も良好であり、著者が大学を移籍するときに患者さんが会いに来てくれ、握手をしたのも昨日のようです。

ちょっと一言

患者さんが本当に喜んでくれたのが実感でき、医療人としての喜びを感じられた症例で、お酒が美味しくなりました。顎顔面補綴治療のために東急ハンズなどで医療用器具でないものも参考になるものがないかを見る癖がついてしまいました。

銀座のママさん

銀座のスナックで素敵なママさんに出会い、仲間と少し通っていたことがあります。学生に毛が生えたような私たちに、ママさんは学割のように安い料金で飲ませてくれました。

小院という、その小さなお店のママさんは博識で、歯科界の狭い社会にいる私たちに経済、芸術など広い分野の世界を紹介してくれました。これが銀座のママさんかと思ったのを覚えています。

あるとき、そのママさんの歯科治療をすることになりました。高額な金属床義歯を製作したときに、「歯痛をば治療せむとて貯へし金で払ひし客の寒き歯」という歌を、『小院抄』というママさんが出版した短歌集に詠まれ、治療費の妥当性を考えさせられました。

このママさんは請求した治療費より多額の治療費を払われ、その夜に、その多額分をもって、お店に行ったことを懐かしく覚えています。いろいろと人生勉強をさせていただいた患者さんでした。

ちょっと一言

このママさんは後に少し障害のある娘さんを有名な書道家に育てあげ、テレビに何度も出演していました。

個展を開かれた時に、35年ぶりに再会したのですが、まだ当時の義歯を使われていると聞き、それを拝見したかったのですが野暮なことは止めました。素敵な人に出会えたことに感謝しています。

高齢者の心

義歯を専門にしていたので高齢者の患者さんも多く、余計なこともしてしまいました。

70代後半の男性患者さんに「独り暮らしで寂しいので、お茶飲み友達の女性がいないかな」と冗談半分で相談され、患者さんの70歳代前半の女性との仲を取り持ちました。冗談のつもりだったのですが、いい感じになったところ、両方のご家族の方々から「余計なことをしないでほしい」と、お叱りを受けてしまいました。遺産のこと等、問題が多いとのことでした。

高齢者の患者さんの治療のときは、明るく楽しくしてあげようと、余計なサービス精神が働き、「あと何年、入れ歯が持てばいいのかな、生きていくのは大変ですね、もうひと花咲かせましょうよ」などと患者さんの肩をもんだりしてしまいます。

人生の先輩たちに失礼な態度かもしれませんが、多くの患者さんには喜んでもらえていたようです。来院する必要がないのに、遊びに来るような高齢者の患者さんが多く、病院の経営的にはちょっと問題がありそうです。もしできるなら、高齢者ケア料金を保険請求したいものです。

ちょっと一言

患者さんたちとは楽しく診療時間を過ごそうとしていますが、今はやりの接客とか「患者様」などの対応はできません。そのような対応は逆に先輩たちに失礼な気がします。親孝行のつもりで叱咤激励したり、世間話をしたりして自分だけが楽しく診療していただけかもしれませんが。

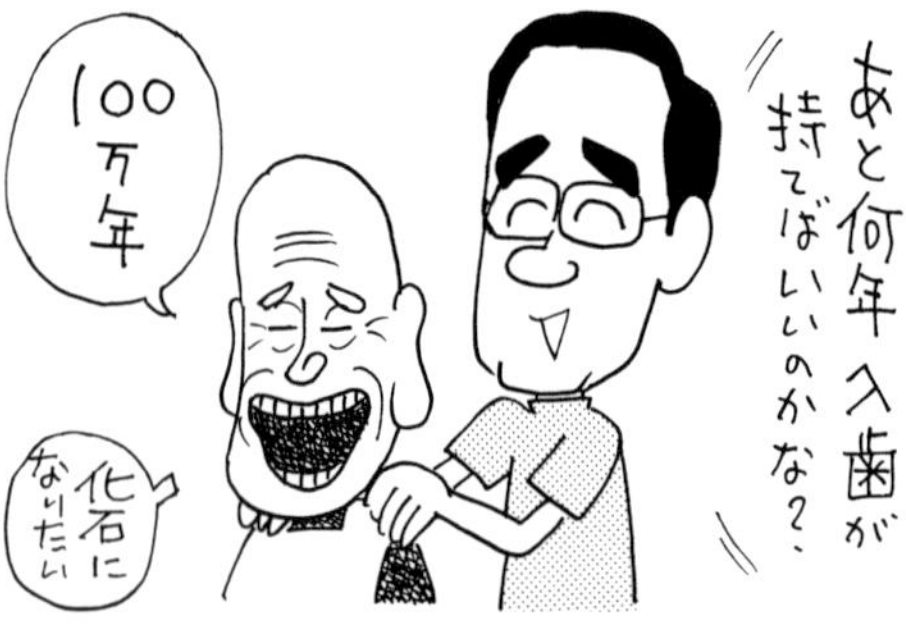

あと何年入歯が持てばいいのかな?
100万年
化石になりたい

テレビ出演

あるとき、ＮＨＫテレビの出演依頼がありました。なぜ私に依頼されたのかを聞くと、「テレビ局に近い大学の教授なので」と冗談交じりに言われ、肩の力を抜いて出演することができました。

内容は「入れ歯の悩みの解消」で、実際に患者さんに出演してもらい、入れ歯の作り方や問題点などを紹介するものでした。自分の患者さんにお願いし、4～5時間かけて収録しました。患者さんは総義歯でしたが、「何でも食べられる」とカメラの前で煎餅をバリバリ、食べて笑顔の演技をしてくれました。

後で患者さんに聞くと、「少し入れ歯が痛かったけどがんばった」と笑っていました。テレビの内容の信憑性は気を付けたほうがいいかもしれません。

そのときの患者さんへの出演お礼がタオル1枚だけだったと言われ、テレビ局に「4～5時間も拘束して失礼ではないか」と文句を言ったところ、後日患者さんにお菓子や種々のグッズが送られたと聞いて安堵したのを覚えています。

その後、何度かテレビ出演をさせてもらいましたが、医局員が同行したがり、撮影セットの前で記念写真を撮ったりスタジオで遊んだりしてしまいました。また、私も撮影に使った小道具の歯の模型などを無理やり借用し、学生の講義や文化祭などにも利用し、そのまま大学の倉庫に保管してあります。小道具もかなり高額なものだと聞いておりました。

別の番組に出演したとき、アメリカにオバマ大統領が誕生したところで、口腔管理の話の中で「YES WE CAN」とアドリブで言ったのですが、本番ではカットされていました。

ちょっと一言

このときのアナウンサーの人たちは、今でも私の患者さんとして口腔ケアをさせてもらっています。皆さんフリーアナウンサーの年齢になっていますが、声は素敵です。

無形文化財と額縁

大学で診療をしていると、さまざまな分野の著名な患者さんも紹介されます。タレントや人気歌手ならわかりますが、高齢な方が多かったので、どれくらい著名な方かわからず、気楽に対応していました。

あるとき、陶芸家といわれる高齢の患者さんを職場の歯科技工士さんから紹介されました。その患者さんは下顎の入れ歯が痛くて、何個も作ったけれど調子が悪いとのことでした。咬合平面が乱れていたので上顎の歯列から直し、下顎義歯を作り直しました。新しい入れ歯は痛くないと患者さんはとても喜ばれ、「自分で焼いた茶碗です」と、いくつもプレゼントされました。紹介してきた歯科技工士さんが技工をしたのですが、彼が上手だったのかもしれません。

いただいた茶碗は医局員にあげたり、日常の茶碗として乱暴に使っていました。ところが後に、その方が無形文化財の有名な陶芸家と知りました。しかし、茶碗が入っていた箱などはすでに捨てており、もったいないことをしてしまいました。乱暴に使っていた茶碗が急に素敵に見えてきて、今は棚に飾ってあります。

芸術に関係することでは、こんなこともありました。大学病院では、診療ユニット周りに私的な飾り物や娘たちの写真なども飾り、治療中の患者さんとの話題作りに役立てていました。一見芸術家風の患者さん（髭が生えていただけです）が、飾ってあった娘たちの写真を見て、娘たちの絵を描きたいと写真を持って行かれました。

治療が終わってメインテナンスをしていましたが、来院するたびに「もう少しで描き終わるから」と言われ、1年くらい経ったころ、「30号近い大きな油絵を描いたので取りに来てほしい」と言われて車で取りに行きました。

お礼をしようとしたら、「素人の趣味なので、気にしないでください」と言われたのですが、

「この絵に似合う額縁が必要だ」と一緒に額の専門店に連れていかれ、買わされてしまいました。額縁が高価なことを初めて知りました。

絵の良し悪しはわかりませんが、その絵は大き過ぎて飾る場所もなく、かといって捨てるわけにもいかず、どうしていいのかわからないので物置の奥に置いてあります。

ちょっと一言

芸術がよくわからない私には、高名な陶芸家も素人の画家さんもあまり区別がつきませんが、患者さんにはいろいろな方がいて、今思い返してみるとなかなか面白い経験でした。

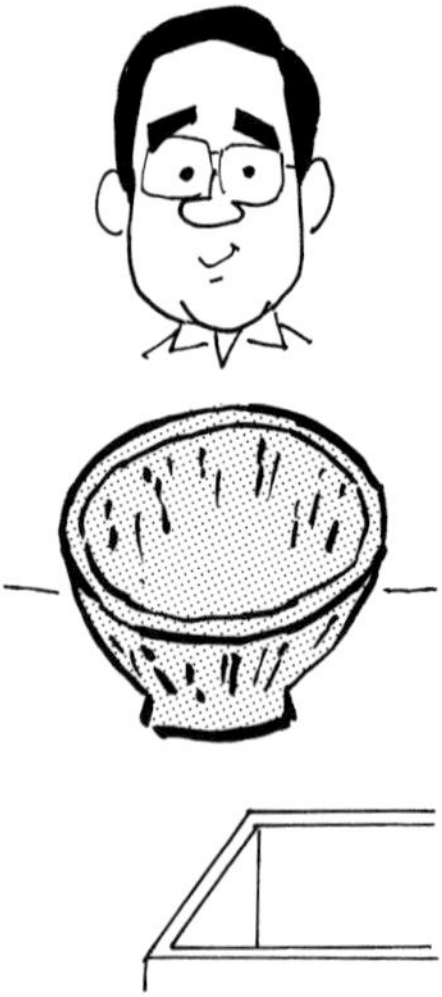

訴訟

今までには相性の合わない患者さんも少なくありませんでした。もちろん、歯科医療人ですので、口腔内で困っている患者さんには誠意をもって接し、何とかしてあげたいと思ってはいます。

患者さんで、いくつもの古い義歯を私に見せ、義歯に対しいろいろな要求をする初老の男性がいました。それほどむずかしい義歯ではないと思ったのですが、話しにくいとか口の中が狭いとか、噛み切れないなど、いろいろな不満を訴えてきました。

私の技量が足りないのだとは思いますが、毎日のように急患で来院し、呼び出されました。できる限り対応したのですが、私の予約表を見せて拝見できない旨を説明し、後輩に頼んだりもしました。

患者さんは私の対応に誠意がないと立腹されていたので、「主治医を変えて作り直しましょう」と提案したのですが、「今までの交通費はどうするのだ」などとわけのわからないことを言い出しました。

私に非はないと思っていましたので、謝ることはしませんでした。最後は法的に訴えられましたが、私の落ち度は問われず、担当医を変えることで終わりました。

しかしその後、待合室で患者さんとときどき遭遇してにらみつけられ、にらみ返すこともできず、しばらくの間は待合室を遠ざけるようになりました。

ちょっと一言

最近はクレーマーも多く、被害にあう歯科医師も多くいるようですが、すぐに謝りお金で解決するのではなく、こちらに非がないと思えば、面倒くさくても法的に対応するのがよいと思います。

ただ、大学病院のようなところはよいのですが、個人病院だと風評被害や経営妨害など非がなくても大変なようです。自分を守るためには診療録を細かく書いておくことが大切なようです。

医療事故

大学でよくあった医療事故は「治療中に洋服を汚されたので弁償してほしい」との患者さんからの請求です。

まずは、「クリーニングに出します」とか「同じ服を購入します」と謝罪しても、「大切な思い出の服だ」ということで高額を請求されることもありました。こんなときは患者さんの請求に応じることが多かったようです。

種々の医療事故に対する安全管理は当然ですが、事故か否かの判断はむずかしいです。もちろん、患者さんの主張を重んじますが、日常の患者さんとのコミュニケーションと治療上の信頼関係で無難に処理できることも多いです。

私も何回か、歯を形成しているときに患者さんの舌を傷つけてしまったことがあります。形成時に強く舌を抑えると、逆に反作用で強く押し返してくることがあるので、軽く抑え、形成中に少しでも患者さんに動きがあったときは、口腔内から器具を出し、「大丈夫ですか、口をゆすぎましょう」などと気を遣います。

歯の形成中は、歯科衛生士さんの介助の技術がとても重要です。

ちょっと一言

それでも、舌を傷つけてしまったときは「動くから、危ないな」と言い、すぐに「大丈夫ですか、少し舌に当たってしまった。少し痛いですが薬を付けておきますね、すぐに治りますから」と言って、慌てず、よくあることのように説明しています。

多くの患者さんは「ごめんなさい、動いてしまって」と言ってくれますが、自分の注意不足を心の中で反省して、「こちらこそごめんなさい」と言って終わります。

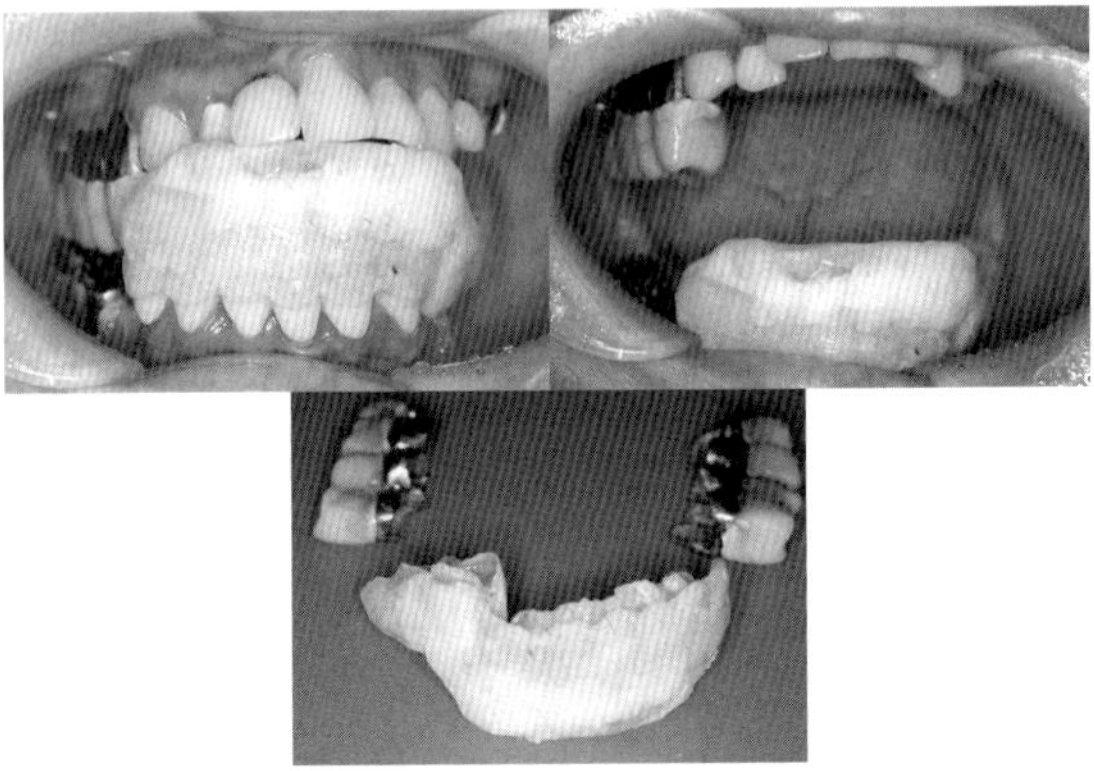

図20　全身咬合学で治療された顎位

高さ4cm位のスプリントが装着され、全身と咬合による治療中との症例。スプリントを取ると目眩や吐き気がするとのこと

全身と咬合

あるとき、私はあまり興味がなかったのですが、全身と咬合の関連を研究する学術大会の大会長を頼まれてしまいました。大会後、この学会の会員で面識のない日本大学の先輩が患者さんを連れてきて、先日の学術大会はよかったと言いながら「私は北海道に引っ越すので、患者さんを一人頼む」と若い女性を紹介されました。顎位はこれでよいので、この位置で最終装置を作るだけだから、と言って去りました。

この患者さんには、咬合時に歯列の上に厚さ4cm位のスプリントが乗っており、これより咬合高径を下げると目眩と

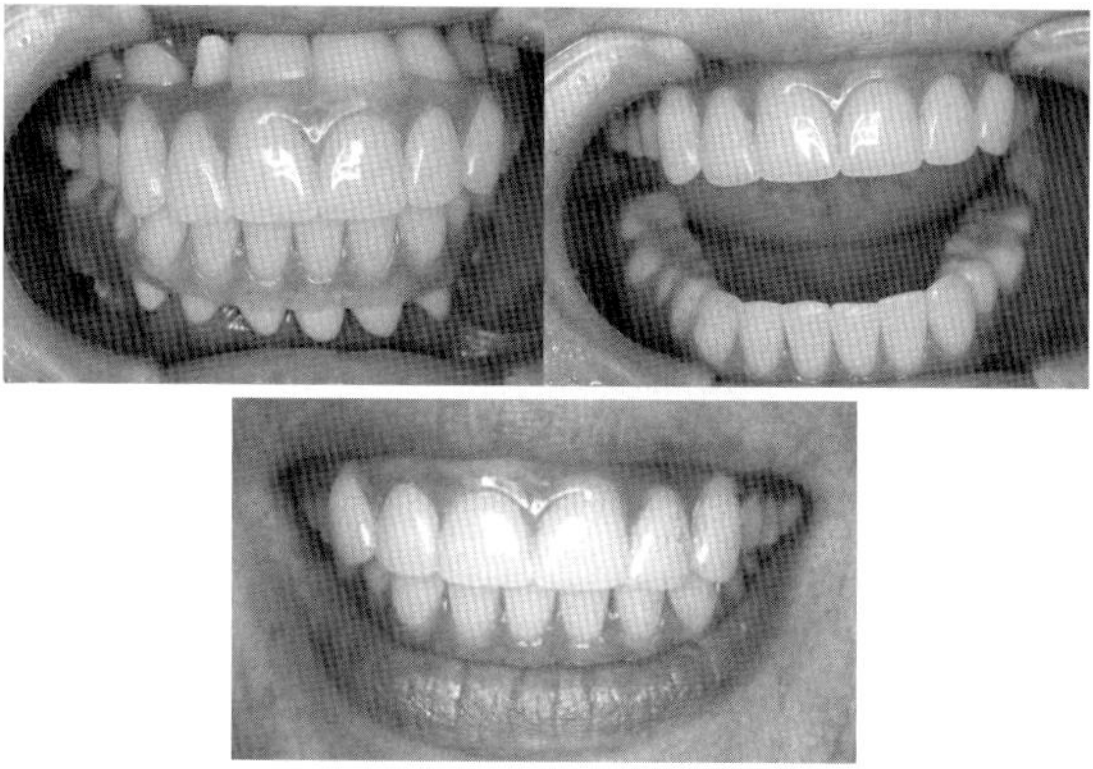

図 21　義歯形態のスプリントによる治療
常時スプリントを装着しているとのことで、調整がしやすく審美性のある義歯形態のスプリントに交換した

吐き気がするそうです（図20）。前の主治医にいろいろ言われ、納得しているとのことでした。まずは調整しやすいスプリントに作り直し（図21）、少しずつ高径を正常と思われる位置に戻したかったのですが、患者さんが目眩を訴え、どうしていいかわからず、大先輩の日大クラウンブリッジの教授に相談しました。

大先輩には、「石上君、僕なら逃げる」と言われてしまいました。

半年くらいかけてゴシックアーチや嚥下等で顎位を模索したのですが、目眩は止まらず、患者さんには可哀そうですが心療内科を紹介し、投薬治療も始めました。

患者さんを心療内科に紹介するのは覚悟

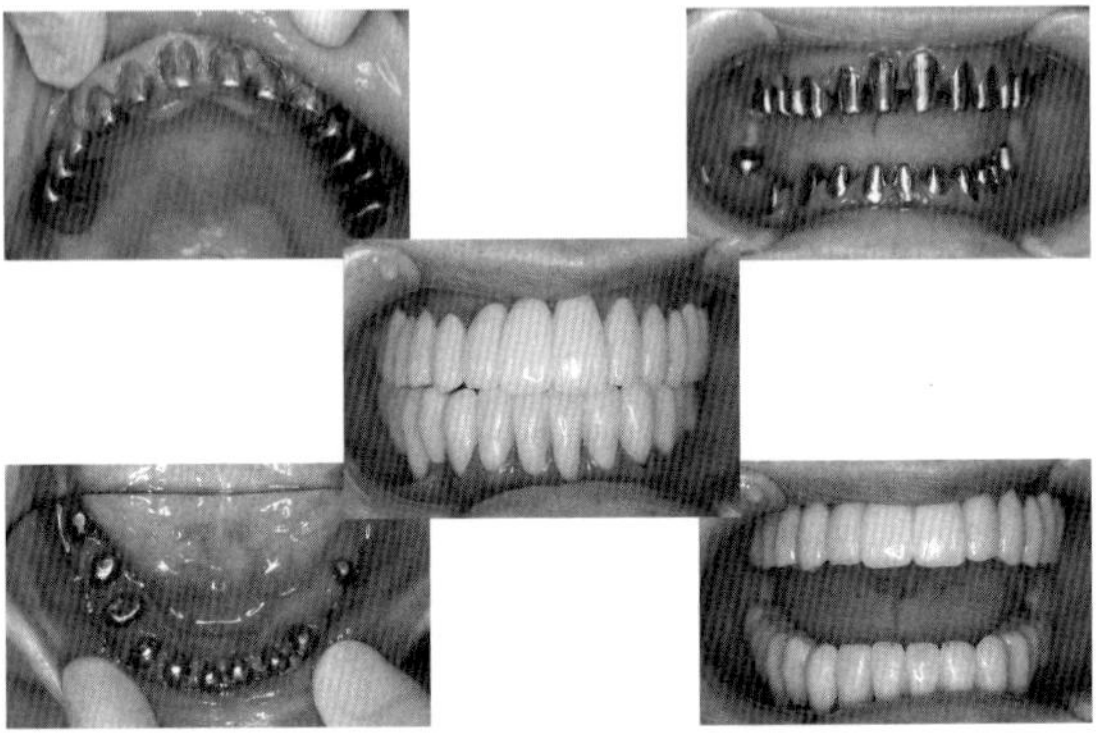

図 22　長期治療に対応した補綴処置
治療が長期になるので、残存歯を保護するために内冠を装着し、暫間補綴としてレジンの外冠を装着し、咬合を再構成し、顎位を正常範囲に誘導した

が必要ですが、半年の間に人間関係はできていたようで、患者さんも心療内科に通院してくれました。抗うつ剤のおかげか、待合室でいつもうなだれていた患者さんも、少し明るい感じになってきました。

それから2年くらいかけてスプリントから暫間補綴装置に変え（**図22**）、当初より3㎝くらい咬合高径を下げられ顔貌もよくなってきたころ、急に来院されなくなりました。

ちょっと一言

患者さんが来院しなくなった場合は治療が失敗であったことが多いのだと思っています。原因はわかりませんが追跡はしていません。全身と咬合の関係は、私にはまだまだ理解しきれないようです。

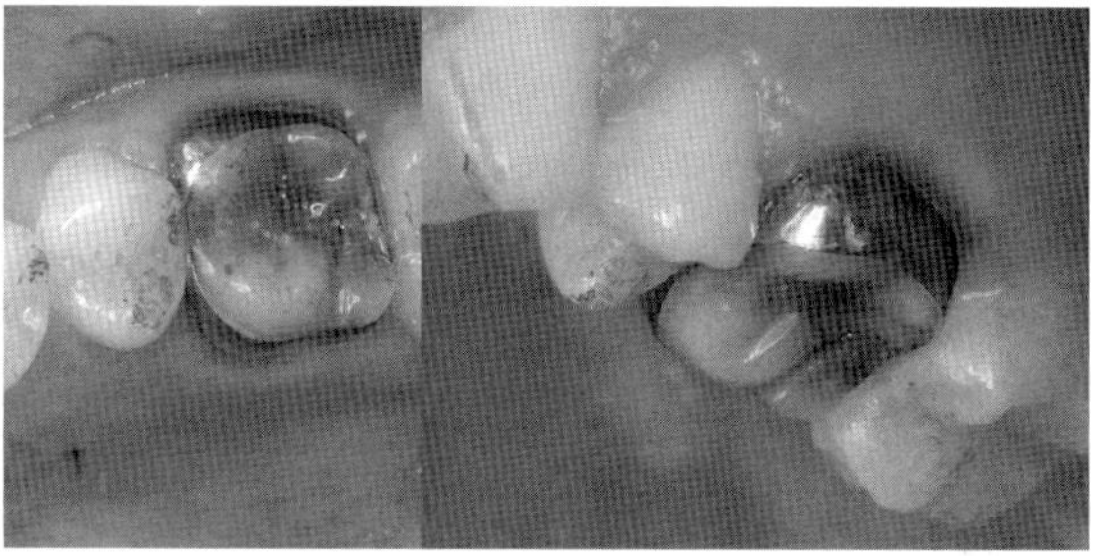

図 23　不定愁訴の咬合調整可能なクラウン
咬合面だけを硬質レジンで築盛し、患者の不条理な咬合接触の要求に対応した

咬合不決定

医局員と相性の合わない患者さんを引き受けることはよくありました。

医局員が装着した保険の歯冠の咬合の高さが気に入らず、高い、低いと何度も再製作を強いられていたようです。咬合の状態を確認する材料や機械で、問題のないことを説明しても納得せず、訴えると言い出していました。

そこで、金属の歯冠の咬合面だけを、盛ったり削ったりできる硬質レジンで作り（**図23**）、患者さんの要求に従って歯冠は外さず、何度も盛ったり削ったりし、「どうしたいのか」と聞きながら治療していました。

そうこうするうちに、この患者さんは来院しなくなりました。

ちょっと一言

このような治療を保険診療で対応していては時間がどれだけあっても足りません。よい対処法についてはまだ見つかりません。

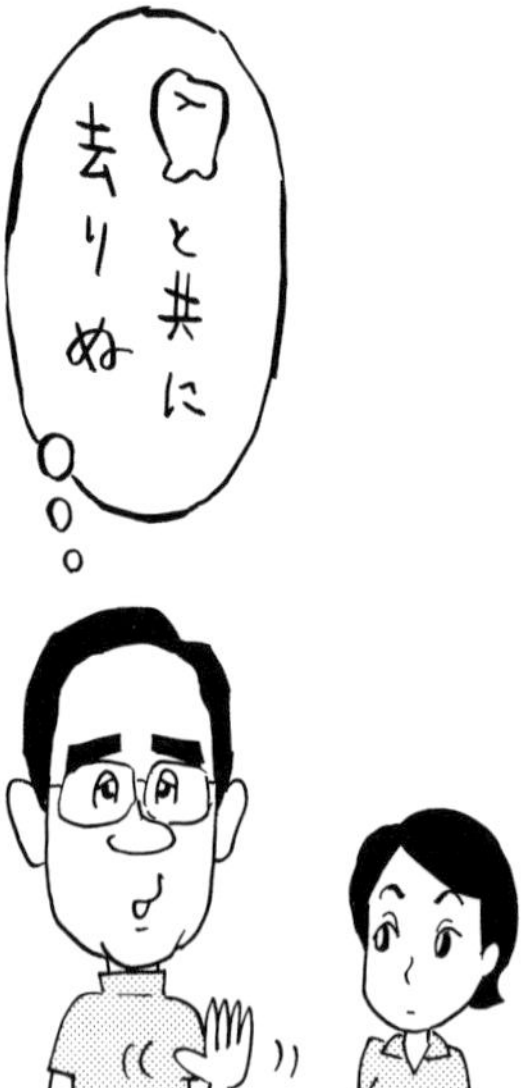

何もしないのがよい治療

愛知学院大学で共にインプラント治療を担当していた口腔外科の先生の下顎第一大臼歯の遠心根に病巣ができ、保存不可能ということで遠心根のみを分割抜歯しました。共にインプラント治療を担当していたので、「近心根も抜き、きれいにしてからインプラントで補綴をしましょう」と提案しました。ところが「インプラントみたいな怖いことはやりたくない」と言われてしまいました。

本人は何人もの患者さんにインプラントを埋入しているのに、「患者さんに合わせる顔がないでしょう」と言ったところ、「自分で自分に埋入できないし、任せられる人がいない」とのことでした。

仕方なく「従来のブリッジか1本義歯にしますか」と言ったところ、「義歯は入れたくないし、歯は削りたくないし、基本的には何もしないのが歯科治療の第一選択肢だと思う」と返されてしまいました。そこで、歯を削らず、義歯らしからぬ補綴で、歯列や機能を保持することを提案しました。

まず、残った近心根の歯内療法後、コーヌスの内冠を近心根に装着し（**図24**）、第二大臼歯に負担を分散させるためにエーカス付の外冠を製作し（**図25**）、着脱式の補綴装置を装着しま

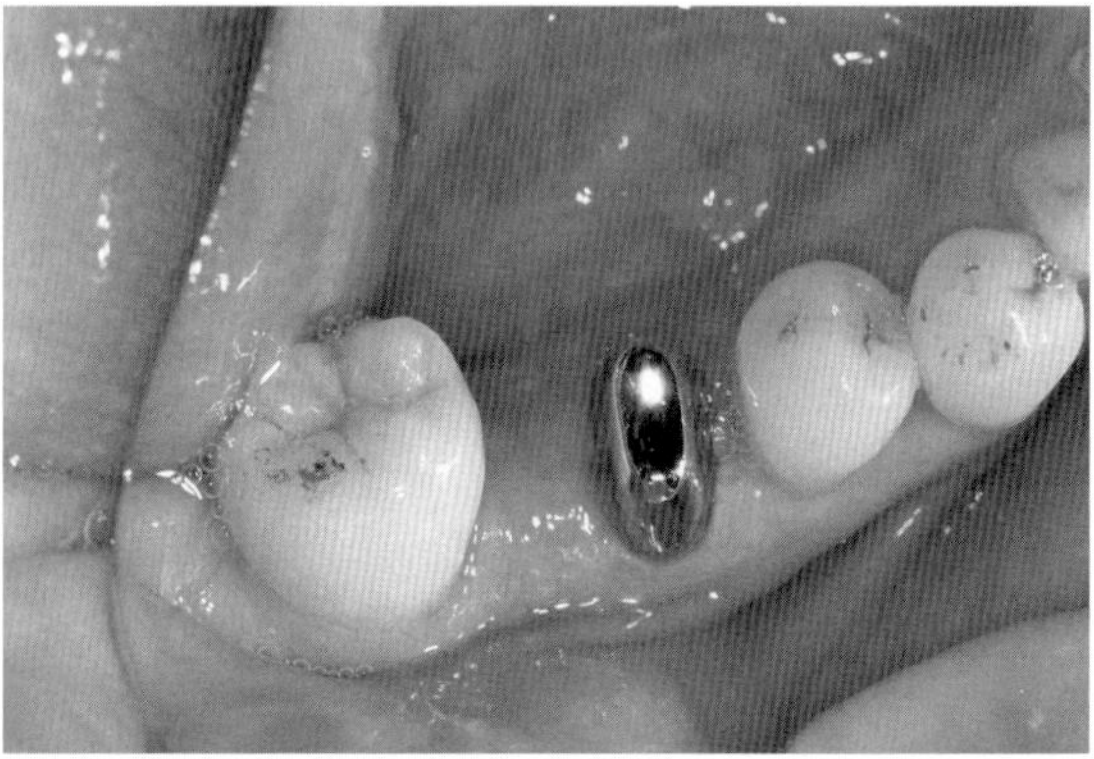

図 24　第一大臼歯の近心根を利用した補綴処置
保存不可能であった遠心根を抜歯し、近心根に歯内療法を行い、コーヌス内冠を装着した

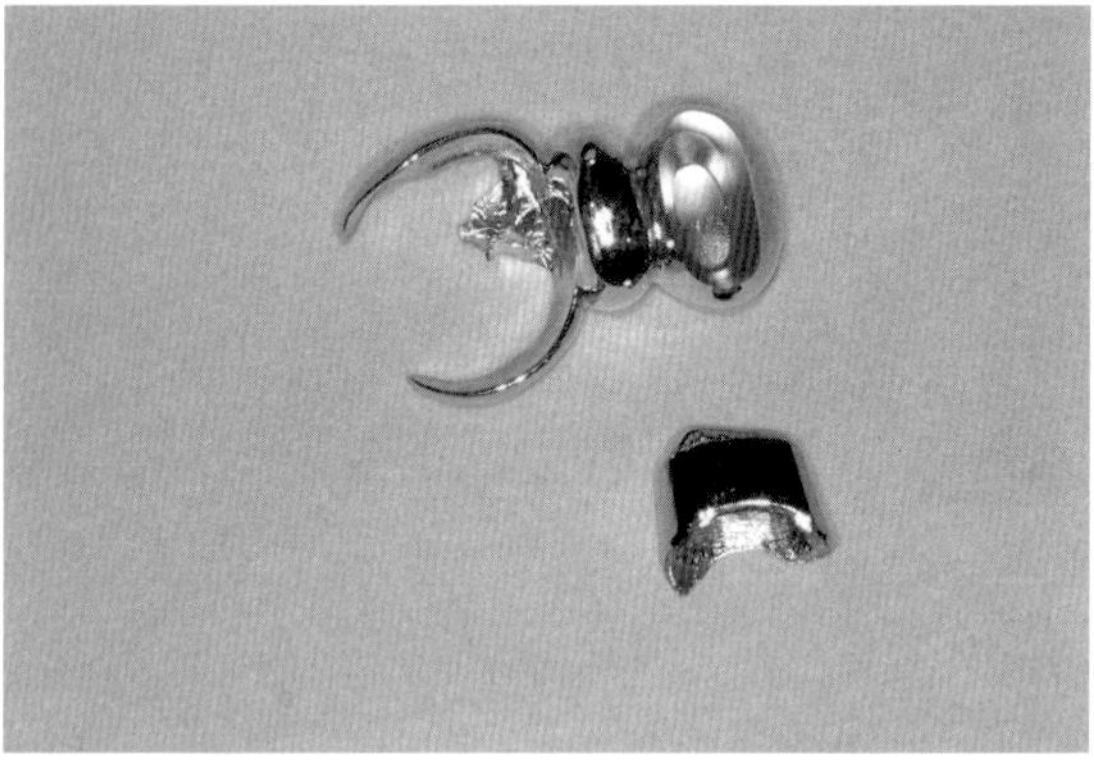

図 25　遠心根部にポンティックと第二大臼歯にエーカスを付与したコーヌス外冠

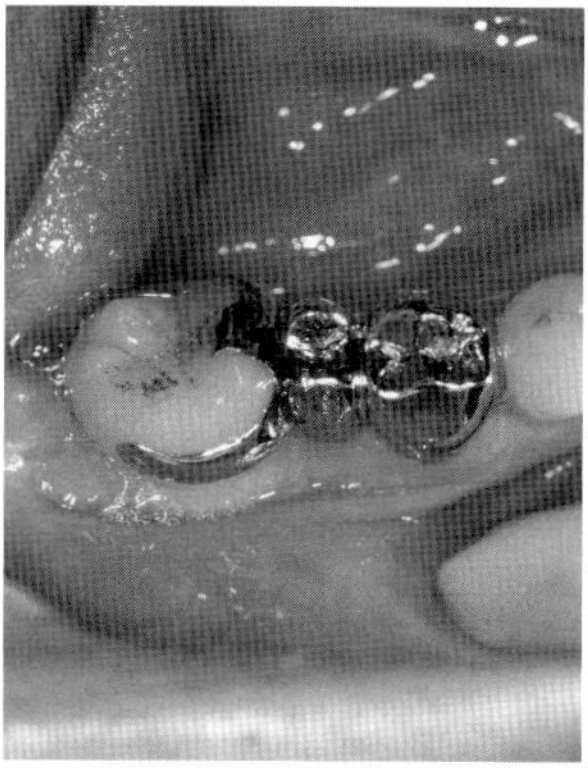

図26　装着したエーカス付コーヌス補綴装置

した。近心根のみの処置で機能回復を行い、本人も満足のようでした。しかし、ブリッジのような装着感なので、装着したまま外さず清掃をしていると、支台歯がカリエスになりやすくなる心配があります（**図26、27**）。

本人は歯科医師なので十分理解していると思いますが、一般の患者さんには心配な治療方法かもしれません。

ちょっと一言

口腔外科の先生も今までたくさんの治療をしてきて、歯科治療が不可逆的なことが多いので心配だったのかもしれません。

歯科学生教育の「いろは」を今さら論議する気はありませんが、きちんとした治療とメインテナンスをしていれば大丈夫だと思っていま

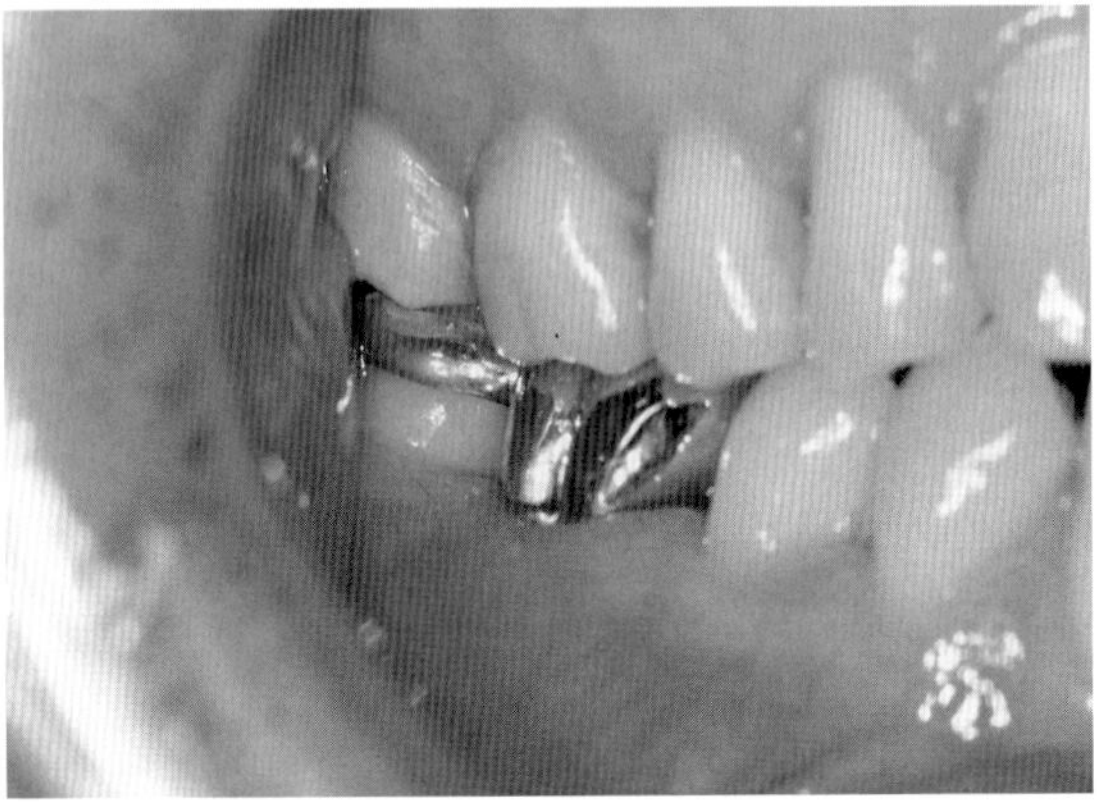

図 27　近心根のみを処置し、機能回復が得られた可撤式補綴処置

す。しかし、何もしなくても害がなければ、無理に積極的な治療をせず、最小限の治療で治療効果が得られることを考えながら診察することも大切かもしれません。

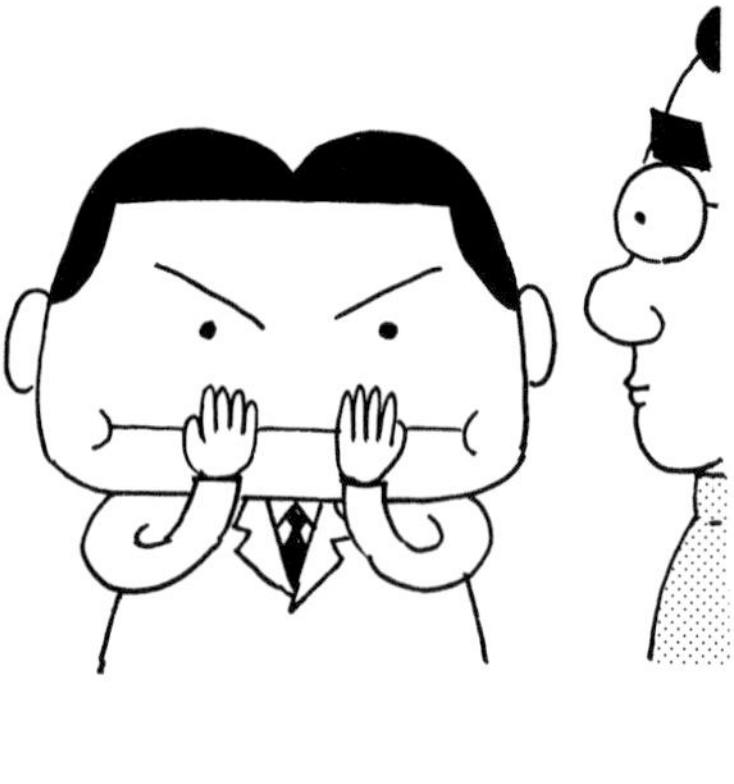

瀬戸の鰻

高齢の患者さんと冗談を言いながら治療するのが好きで、大学病院ならではのことだと思いますが、治療を忘れて話し込んでしまうこともよくありました。

愛知学院大学時代に瀬戸から来院した70代後半の総義歯の女性は、使用している義歯は薬局の義歯安定剤を利用して10年くらい我慢して使っていたとのことでした。「通院するのは大変じゃないですか」と聞くと、「独り者だし、たまに都会に出てくるのも楽しい」と言われました。言葉が少し訛っていてわかりにくいこともあり、方言で話が弾みました。「ヨドが出て困る」と言われ、何のことかわからず、後で「唾液」と知りましたが、このような方言言葉のやり取りをしながら総義歯を作り直しました。

治療中、ユニットの傍に置いてあった私の子供たちの写真を見て、「瀬戸に美味しい鰻屋があるのでぜひお子さんたちと来てほしい」と何度も言われ、図々しく家族でご馳走になりに行きました。

川沿いにある古い少し汚いお店でしたが、彼女は常連のようで、「いつものを人数分」と注文していました。鰻が出てくるまで1時間近く待ちましたが、注文を受けてから捌くようです。東京の焼き方と違い香ばしく、歯触りもよく、とても美味しい鰻でした。

「作った入れ歯で食べられますか」と聞くと、目の前で「ほら、大丈夫」と言いながら食べるのを見せてくれました。「東京の鰻はこれほど美味しくないけど柔らかいので、もっと食べやすいですよ」と言いながら、その後何度もご馳走になりました。

あるとき、愛知学院大学に留学していたフィリピンの歯科医師に、「鰻も美味しく食べられる」と言いながら彼女の義歯を見せていたところ話が盛り上がり、彼女が留学生を瀬戸の鰻屋さんに招待してくれました。

私の家族も含め10人くらいでお邪魔しましたが、鰻が出てくるまでに2時間くらい待たされました。留学生が驚きながらも「美味しい」と喜んでいたときに、一人が「こんなに待たされて、空腹だから美味しいのでは」と言い、皆も苦笑してしまいました。

ちょっと一言

その後も彼女は私の子供たちを可愛がってくれ、何度か鰻をご馳走になりました。私が東京に移動した後は後輩にメインテナンスを頼みましたが、子供たちに会いたいと言われ、何度か東京から瀬戸に鰻を食べに行きました。晩年は老人施設に入居されていたのですが、昨年99歳で亡くなられたとのことでした。

第二章　退職後の診療エピソード

大学病院での診療は経営や評判など気にせず、マイペースで楽しんでいましたが、退職後は経営や評判が大切な開業医や企業の診療室が職場ですので、患者さんの対応にはそれなりに気を遣います。

大学では患者さんには友人のように対応し、「ハイ、口を開けてください」と言っていたのですが、退職後は患者さんに「口をお開けください」と言ってしまい、自分で苦笑してしまいました。

近年は、患者さんをお客様扱いするのが普通のようです。それに近いことが多々あり、少しストレスが溜まっています。

一　銀座の歯科医院で出会った患者さん

私のＵＣＬＡ（ロサンゼルス）留学と同時期にＵＣＬＡでインプラントの研修をし、その後も親交のある旧友が銀座で開業しています。とても評判がよく大学の医局員もインプラントの研修をお願いしていたその医院に、ボケ防止を兼ね、週1日勤務をさせてほしいと無理やりお願いしました。ここでは患者さんへの気配り等、改めて勉強させられました。

歯科医師の感情

口が開きにくい患者さんの奥歯のインプラント治療のために、上部構造をネジ止めしようと、専用のドライバーで閉めようとしたのですが器具の固定がむずかしく、「口が開かないですね」と言ったら、患者さんは「なんだ！」と、少し大きな声を出され、不機嫌にさせてしまいました。

当たり障りなく、なんとか治療を終わりましたが、こんなときは患者さんに、「やりにくくてごめんね」と言われたら、私も「大丈夫ですか、少し頑張ってください」と言いながら優しくゆっくりベストを尽くし、治療後も丁寧に対応したくなります。

医療人は患者さんに差別なく対応しなければなりませんが、人間ですので少し感情が入ってしまいます。

大学では患者さんに「担当医には好かれるようにした方がいいですよ」と冗談を言ってい

ましたが、銀座では言えませんでした。

ちょっと一言

もちろん、銀座でも多くの患者さんは紳士的ですが、私の方に偏見があるのかもしれません。大学での気楽な患者さん対応に慣れ、患者さんをお客様扱いにしたこともなく、教授の肩書に甘えていたのかもしれないと反省させられました。

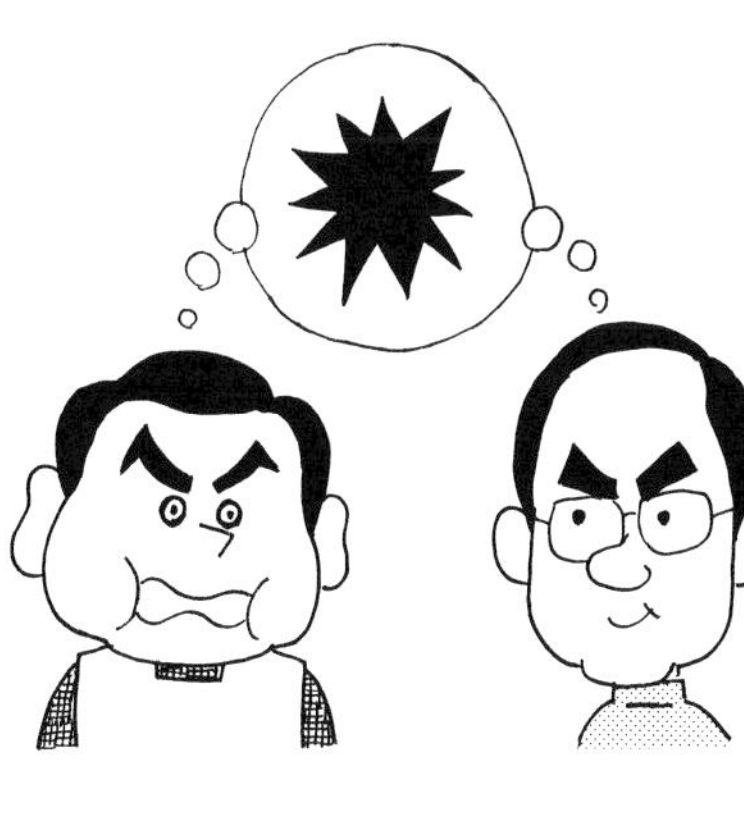

患者さんの感情

銀座では、「元教授です」と患者さんに紹介されます。患者さんを安心させるための紹介だとわかっているのですが、あるとき、新しいシステムのインプラント治療には不慣れだったので、患者さんに「このシステムは初めてです」と思わず口にしたら、院長に「患者さんが心配するので、そんなことは言わないでください」と言われてしまいました。

大学病院の長年の習慣で、すぐ本当のことを言ってしまい、患者さんの心配をあおるようです。初めてのことでもできることはわかっているのですが、患者さんへの気配りが足りず、つい冗談交じりに患者さんをいじってしまいます。

大学ではこんなとき、「どうすりゃいいのか思案橋～」などと鼻歌を歌うことがよくありました。患者さんは心配だったかもしれません。

ちょっと一言

長年診療している患者さんは気心が知れているので、大体何を言っても信用してくれていますが、新しい患者さんには言葉を選ぶ必要がありそうです。大学に長くいると、当たり前のことをおろそかにしてしまう傾向があります。

他医院からの紹介

他医院からのインプラント治療のみの依頼も多く、基本的に依頼の部位以外は主治医が治療をしており、その主治医と院長との関係も長いようです。

インプラントを依頼された患者さんが使用していたインプラントの対合歯の入れ歯を修正したら、とても調子がよくなり、患者さんには喜んでいただけたのですが、インプラント以外は依頼元の歯科医師が治療しているので、触らないのがルールのようです。

しかし、他の部分も少し調整するとよくなるのがわかるので、ついいじってしまうのですが、依頼元の先生と患者さんとの信頼関係もあり、注意が必要なことを実感しています。

ちょっと一言

大学では少し上目線で、このような場合は依頼元に入れ歯の指導をしていましたが、大学の看板がなくなるとむずかしいです。

口腔内に天然歯と義歯とインプラントが混在すると、歯根膜支持、粘膜支持、骨支持の三者三様の支持組織の違いを同じ口腔内に同時に機能させることになるので、それぞれのバランスを配慮することが大切になります。

患者さんの口腔内の状態も異なりますので、教科書的な調整はむずかしく、結局は患者さんの違和感のない感覚が大切ですが、患者さんは天然歯の感覚を好むようですので、メインテナンスによる確認が大切になります。

死ぬまで女性

50歳くらいの女性のメインテナンス時に、歯面が汚れていたので注水下で研磨をしたところ、顔と首の周りを少し濡らしてしまいました。

「大丈夫ですか、すいません」と言ったのですが、「不愉快です」と言われ、「インプラント以外は触らないでほしい」と不機嫌にさせてしまいました。

もちろん、患者さんとの信頼関係ができていれば大した問題ではないと思いますが、お客様扱いに不慣れな自分にはまだまだ修行が必要なようです。大学病院時代にも同様のことは日常的にあったのですが、あまり問題にはならず、「今日は少し暑いのでミストサービスです」などと言ってタオルで顔ごと拭いてあげていました。

娘にこの話をすると「女性の顔をいじらないように」と言われました。

ちょっと一言

何歳まで女性扱いをするのかと娘に聞いたところ「死ぬまでよ」と言われ、その後は歯科材料で顔を少し汚しても、鏡を見せて自分で拭き取ってもらうようにしています。

銀座は自費診療が多いこともあり、印象材など大学病院と同じように高価な材料を保険診療でもたくさん使用することができ、個歯トレーなど簡単な治療道具も歯科技工所に注文させてもらえるのは助かります。院長も、少しでも不具合があればやり直したほうが、後々ストレスがないので、思う通りにやって構わないと言ってくれます。大学病院と同じような材料や手順で時間をかけ、治療をするには自費診療を主にやるしかないのかもしれません。

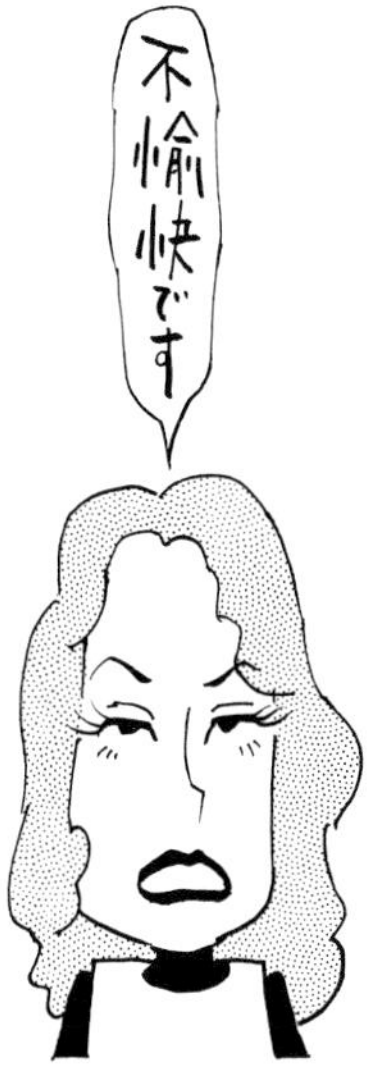

二　新宿の診療所で出会った患者さん

新宿の企業の診療室では保険診療が主流で、自分で満足のいく治療をするのにはいろいろと工夫が必要です。経営者から採算を指示されている歯科衛生士も可哀そうですが、個歯トレーなど簡単な治療道具を使いたいときは自分で治療の合間に作り、材料も最小限にします。歯科技工所で作るとコストがかかり、保険診療では採算が取れないと言われてしまいます。

しかし、患者さんへの対応は大学病院時代と変わらず、あまり気を遣わず鼻歌を聞いてもらいながらできるので、患者さん対応のストレスは溜まりません。

義歯調整

総義歯の患者さんも拝見していますが、下の入れ歯が痛くて食べられないという太目の患者さんには、「ダイエット入れ歯で痩せられますよ」、などと冗談を言いながら調整をしています。

入れ歯は動かなければ痛くなることが少ないので、咬合調整も大切です。特に、少しだけ側方運動したときに、義歯が動かないように人工歯のガイド面は全体的なバランスを大切にします。しかし、患者さんの顎の状態がよくなければ誰がやってもむずかしく、保険診療では新しく作った義歯の調整料があまりもらえないので、採算が取れません。

「歯医者が下手だ」、と言ってしまえば返す言葉はありませんが、3～4回調整することもよくあります。

ちょっと一言

総義歯の場合は保険請求できる治療項目が少なく、再診の間隔を開けるか自費診療に移行するようにがんばっています。

レジン歯を使用している義歯は咬耗が早いので、1～2カ月で咬合再構成したいのですが、保険請求ができず、なるべく硬質レジン歯にしているのですが難症例の場合はレジン歯を使いたくなるので困ります。

治療用手袋

今は患者さん一人ごとに、手袋を交換して治療を行っています。コロナ禍で品薄になったときに少し質の悪い手袋を使いましたが、質の悪い手袋はすぐに破れてしまいます。

私が治療を始めたころは素手で治療をしてもあまり問題意識はなかったのですが、教育が進み手袋をし始めたころは、細かな治療器具も使いにくく、慣れるまでに時間がかかりました。

「手袋が破れたら、どんどん取り替えてください」と歯科衛生士に言われるのですが、昔の癖でつい今でも素手で義歯をいじりそうになります。でも今は、面倒でも手袋はきちんと取り替えるようにしています。

ちょっと一言

患者さんに指を咬まれ、「あなたが咬んだ小指が痛い〜」などと鼻歌を歌う態度はよくないと思いつつ、そんな時代が懐かしくスキンシップを行っています。今は治療でも女性の口を素手でさわるとセクハラで訴えられそうですので、大変な時代です。

回転バーの消耗

近年は白い歯を好まれる患者さんが多く、新宿ではホワイトニングの患者さんも多く来院されます。歯科衛生士も患者さんに積極的に推奨しています。

また、口腔内のアマルガムや1級の保険診療のインレーをコンポジットレジン充塡に変えることを、患者さんが希望することもよくあります。症状がなければ何もしない方がよいと思っているのですが、患者さんの希望を第一優先にしています。

大きな問題はないのですが、口腔内で充塡物を研磨する際、シリコーン系の研磨バーの回転数を低速にするように歯科衛生士に求められます。学問的にもその方がよいのはわかるのですが、効率も悪く、つい高速で使用し、バーの消耗が激しくなって困った顔をされてしまいます。

ちょっと一言

研磨バーは高額なので大切に使用してほしいと言われます。大学病院では考えてもいなかったことですが、大学病院の採算性が悪いのもわかりました。

最近は大学病院でも消耗品の管理が厳しくなったと聞きましたが、研磨は道具で良し悪しも変わるので大変です。ちなみに私が初めて参加した研究論文は「ポーセレンの研磨の実際」

（歯科技工別冊「研磨」一九七九年）でした。

△の治療

若いころの私の治療は○か×の両者しかなく、△はだめだと思っていました。

被せ物の歯冠の適合が悪いのを見つけると積極的に外し、再製作することを患者さんに勧めていました。しかし、う蝕の進行が大きく、歯冠を外すことにより抜歯に至ることも、ときどきありました。

学問的にはよいかもしれませんが、患者さんの口腔内では治療する歯が増えていくことになります。検診やメインテナンスで高齢者にそのような歯を見つけると、今は外さずに歯冠の横から穴をあけ、進行している虫歯をなるべく除去し、コンポジットレジンを詰め、処置することが増えました（**図28**）。

う蝕の取り残しがあるかもしれないし、適合していない歯冠をコンポジットレジンで補修しているだけかもしれず、治療としては△かもしれません。しかし、抜歯に至るリスクは少なく、何年もその状態を保持している患者さんもたくさんいます。

同じようにクラウンが動揺して、臨在の歯と連結した方がよさそうなときも、昔なら被せ

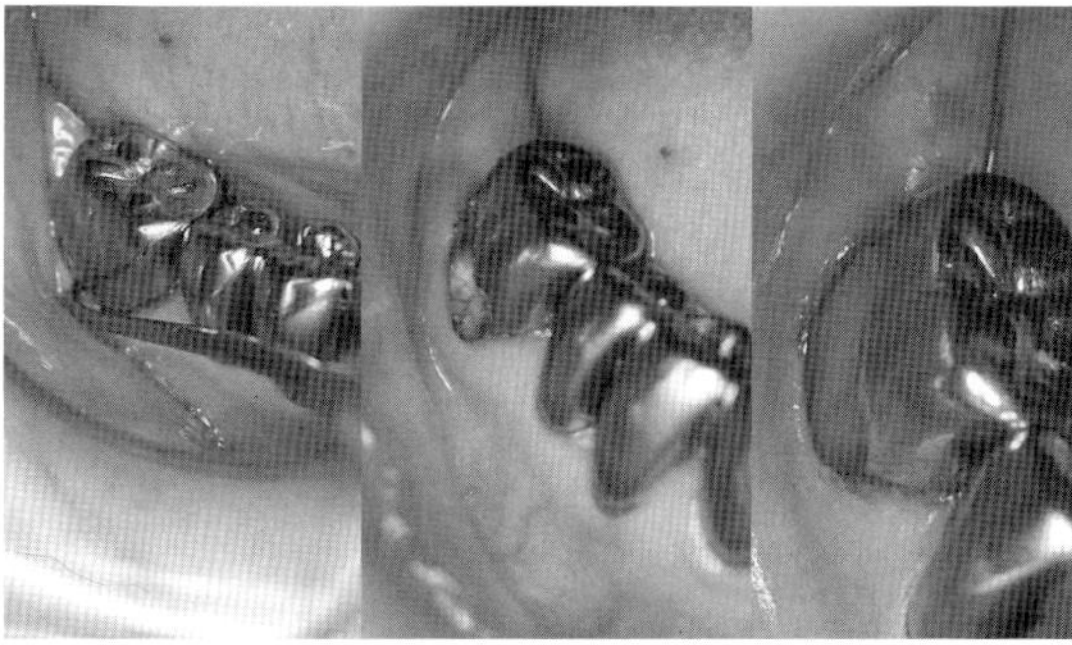

図28　歯冠補綴された歯のカリエス処置
歯冠補綴された歯頸部の二次カリエスは明瞭に露出させ、除去し、コンポジットレジン充填により修復する

物を外し、臨在の歯と連結したクラウンを製作していました。しかし、動揺歯のクラウンを外すリスクは大きく、抜歯になる可能性もあります。今はクラウンに穴をあけ、臨在の歯にも穴を掘り、両者にコの字に曲げたワイヤーを差し込み、そこに接着性の即時重合レジンで連結固定するようにしています（図29）。

ちょっと一言

2次う蝕にしろ、歯の固定にしろ、再製作したほうがきれいにできるとは思いますが、患者さんの年齢や歯の状態によるリスクを考えると、メインテナンス時の△の治療が増えてきました。

なるべく歯科治療は消極的にした方が患者さんも歯科医師も楽な気がします。若い時には真逆の考えでしたが、今まで犯してきた治療の不出来の

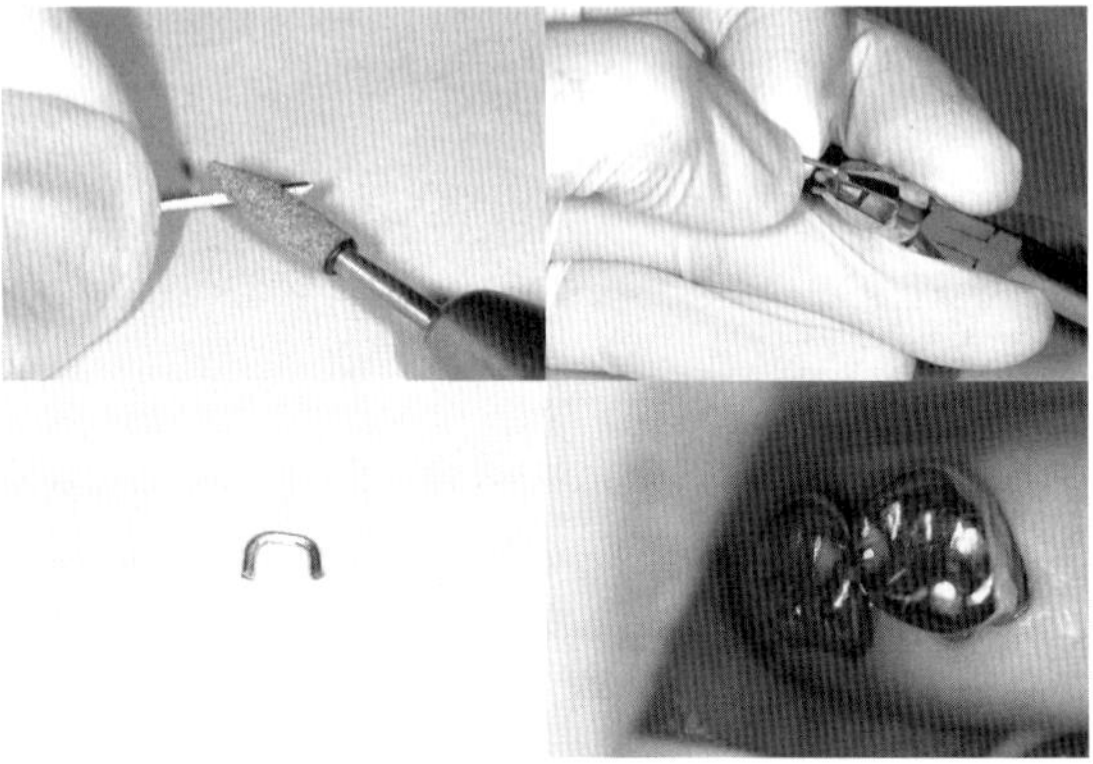

図 29　動揺する金属冠の固定法

クラスプワイヤーと接着性レジンにより動揺歯を固定する

せいか、年のせいか……。現役引退が近いのかもしれません。

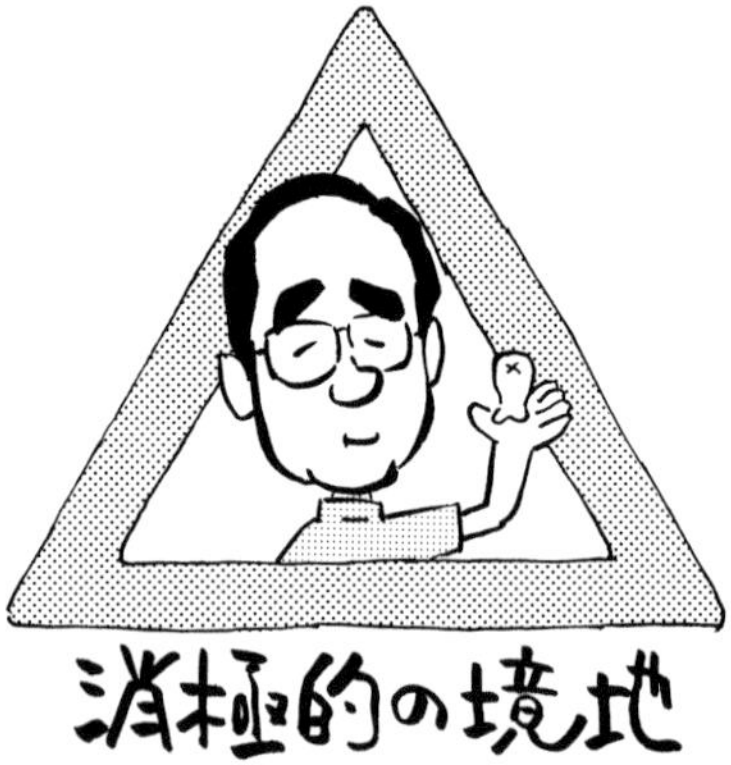

歯科検診　その1

新宿は検診が専門の診療室なので、企業から社員の検診を依頼されることが多く、時には強酸を扱う社員に酸蝕歯がないかも確認します。

近年は会社の管理も厳しくされており、強酸による歯の変化を見つけた人は、この3年間で一人もいません。虫歯があるので「酸で悪くなっていれば、労災で白い歯が作れるのに残念です」と言う社員もいます。

検診時にう蝕や歯肉炎を見つけたときには、かかりつけの歯医者がいる人には、すぐに治療を受けるように勧めていますが、いない人には治療の必要性を説明し、来院を促しています。

ただ、酸蝕歯の検査なので検診表には問題なしとチェックするのですが、口腔内には問題があるので、検診表の作り方を考えないと心配です。

ちょっと一言

検診の時のベテラン歯科衛生士たちのフレンドリーな患者さん対応は、中途半端な接客対応より患者さんの心をつかむようです。検診からホワイトニングや一般治療に通うようになる患者さんが何人もいます。

歯科検診　その2

検診時に、口腔内の充塡物を見落とすことがあります。昔はアマルガムが多く、一目でわかったのですが近年のコンポジットレジンはよくできており、注意深く検診をしなければ誤診してしまいます。

う蝕になっているわけではないので、それほど問題ではないのですが、患者さんの信頼を失いかねません。検診時に「治療もなくきれいですね」と言うと、「何カ所か治療したはずです」と言われ、慌てて見直すことがよくあります。

今は、歯科衛生士に前回の検診結果を確認しながら、チェックをするようになりました。

ちょっと一言

一度に何十人も診る企業の歯科検診なら、病気を見つけて通達するだけで十分だと思いますが、新宿の検診は一人ずつ丁寧に検診することを求められるので、少し度の強い眼鏡に変えました。

入れ歯の説明

検診時に歯の欠損がある患者さんを見つけると、義歯を入れる重要性を説明するのですが、多くの患者さんは「以前に作ったけど不快で噛めないので入れたくない」と言われます。

そんなときは、「食べるときは入れ歯を外して、食べないときに入れ歯を入れて口のバランスをとるように」と説明します。患者さんは「食べるときに使わない入れ歯を作るのか？」と聞き直されますが、だんだんに慣れて、そのうち食べるときにも入れられるし、食べやすくなることを説明します。

義歯は、口の中でガタつかなければ残っている歯を守ってくれますが、ガタついていると歯によくないのですぐに調整をしに来るようにと言い、その有用性を説明すると、義歯を作る患者さんも多くなります。

大学病院のときは義歯の製作を求めてくる患者さんばかりでしたので、新宿の対応は少し面倒ですが楽しく、歯科治療の啓発活動をしている実感があります。

義歯を作るときに、前準備として残っている歯の形を少し変えたり、入れ歯が沈み込まないために、歯にレスト座の凹を少し削るほうがよい義歯ができるのですが、歯を少しでも削ることを嫌がる患者さんも少なくありません。

患者さんが「歯を削られた」ではなく「歯を削ってもらった」と思えるように説明するのも一苦労です。歯の表面を削っても虫歯にはならないし、大変だけれど削るほうがよいということを、むずかしい専門用語を並べて説明すると、大体の患者さんは「お手数をかけます」と感謝してくれます。もちろん、内容は本当の話ですが。

大学病院でも似たような対応はよくありました。面倒なので比較的簡単な説明でしたが、今は自分でも驚くほど丁寧に説明しています。

ちょっと一言

大学病院の時は一人の患者さんに説明する時間は比較的長かったのですが、内容は冗談も多く、簡単なものでした。今は、効率よく丁寧に説明している気がします。ただ、鼻歌や冗談が少し減ったのを寂しがる、昔からの患者さんもたくさんいます。

ダジャレ

いつも気難しい顔をしている70歳くらいの男性の患者さんがいました。私は講演や授業で、熊の写真を出して「困る」を「クマっちゃう」とか、トマトを出して「戸惑う」を「トマトちゃう」等、オヤジギャグで受けを楽しむのですが、この患者さんは義歯のメインテナンスであまりむずかしい治療でないこともあり、同じように楽しく冗談を言いながらコミュニケーションをとろうとしました。

「入れ歯はギシギシ（義歯義歯）しませんか」とか「入れ歯は痛くないですか、言いたくない（痛いたくない）ですか」「今はコロナ禍なので、次回は少し先の8月頃なか（コロナ禍）」など、いろいろ言うのですが笑ってくれません。それなのに毎月のように来院してきます。「保険診療なので半年に1回くらいにしましょう」と言うと、「自費ならいいのですか」と言われたので、「もったいないですよ」と言うと、「半年はもッたない」と言い返されました。

この患者さんの奥さんも通院しているのですが、「主人は歯科治療が楽しいです」と聞き、少し楽しくなりました。

ちょっと一言

大学病院時代から変わらないのは冗談とカルテが上手く書けないことです。カルテは基本的に大切な仕事の一つですが、多くのスタッフに迷惑をかけながら今まで来てしまいました。

おそらく書けないまま歯科医師の現役を引退しそうです。一生勉強はむずかしいです。

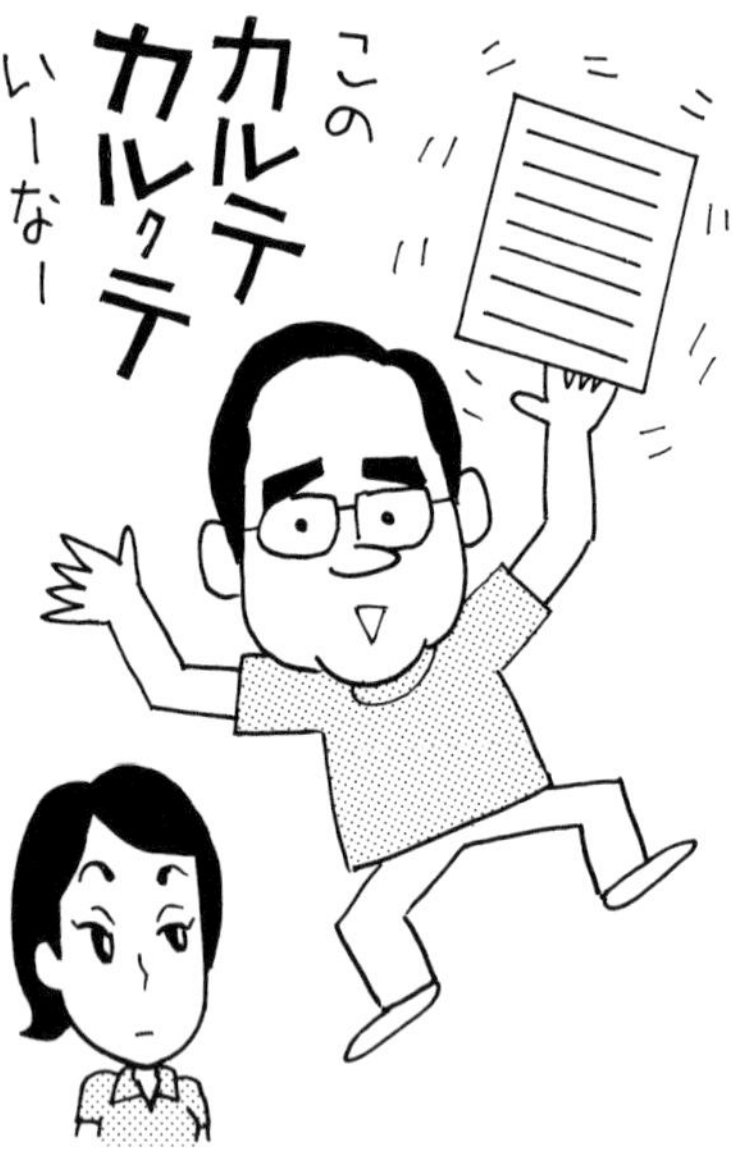

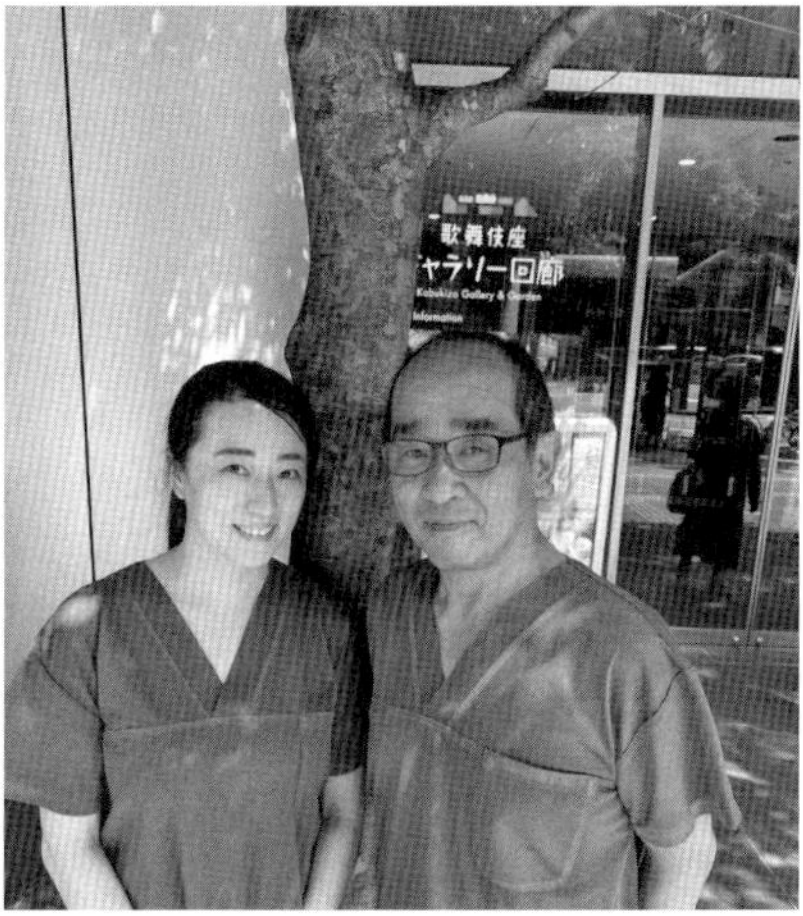

図 30　著者と銀座で臨床 22 年の後輩

三　銀座の女性歯科医師の診療エピソード（古城祐子）

「大学教授退職後の診療回顧録を書くように」と、私の尻を叩いた後輩、古城祐子先生にも銀座という一等地での20年以上の診療経験があり、思い出のエピソードを紹介してもらいます（**図30**）。

パニック障害の女優さんとの出会い

歯科医師は何件かの歯科医院に数年勤務したあと地元で開業するか、大学病院に在籍し、非常勤で開業医に勤務する方が多いようです。私のように同じ歯科医院で20年以上勤務した歯科医師は珍しいとよく言われます。同じ患者さんを長期にわたり担当し続けていられたことは私の誇りでもあります。なかでも思い出深いのは、約7年前に出会った女優の大場久美子さんです。

大場久美子さんは、約10年前にパニック障害が突然訪れ、歯科医院と美容院への敷居がすごく高かったそうで、長年歯科医院を受診できず不安をかかえておられました。そんな彼女が7年前に受診されてからは、定期的に通ってくださっています。

大場さんは、「最初のときに、『一生自分の歯で噛めますよ』と言ってくださった先生の言葉ですごく励まされました。前向きになれました！」と、今でも会うたびに言ってくださいます。無事にパニック障害を克服され、今では同じパニック障害で苦しむ方々のために活動されています。私の発した一言が、こんなにも患者さんの心に残り、そして何かを始めるきっかけになったのなら、こんなに嬉しいことはありません。

幸い彼女は歯磨きが趣味というほど歯磨きがお好きな方で、初診時も大変きれいな口腔内でした。数本虫歯がありましたが、マイクロスコープで拡大し、ようやく発見できるような虫歯でしたので、大事には至りませんでした。

でもパニック障害で長い間、歯科医院へ行くことができない方の中には、歯石がたくさんついていたり、歯周病が進行し口臭が出ていたり、歯茎から血や膿が出ていたりする方もいるのではないでしょうか。ひどい場合は、口腔内の崩壊の結果、身体の他の部分にも影響が出ていても不思議ではありません。

パニック障害の方にとって、歯科の治療台でじっとしていること、口の中に水が溜まりあまり呼吸ができないこと、がんばらなくてはいけないこと、いろいろなことが不安となって歯科医院へ行くことができなくなる方もいるそうです。

大場さんも以前は、歯科医院に行く前から不安で家を出られなくなる、けれど予約をキャンセルすると迷惑をかけてしまうし、次の予約を取りづらくなる……そんな風に常に不安と闘っていたそうです。彼女がパニック障害を克服し歯科治療を受けたことで、その番組を見たパニック障害の方々からたくさんのお問い合わせをいただきました。

在宅診療の歯科医師を除き、多くの歯科医師は患者さんが自ら来院してこられるのを待つ身です。来院してこられた患者さんとは向き合えますが、来院できない方とは出会うことができません。でも、大場さんのように歯科医院を訪れることができない事情を抱えた方がおられ、それが何かちょっとしたきっかけで歯科医院へ出向くことができ、治療ができたことによって、前向きになれたり、病気を克服することに繋がる場合もあるのだと実感しています。

歯科医師として、ただ歯を削ることだけではなく、患者さんの生活に配慮し、患者さんとの距離を近くできるよう努めていきたいと思います。

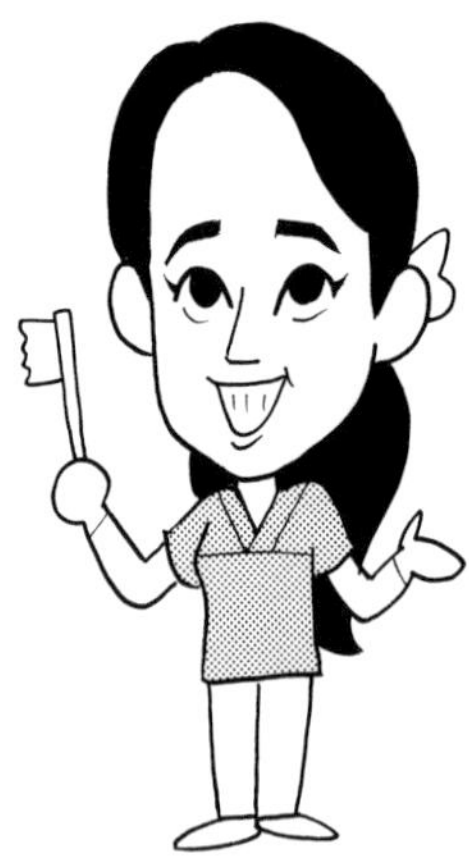

夜の帝王と銀座のママとの出会い

私が銀座のクリニックで勤務を始めたころ、担当を任されたのが銀座で多くのお店を経営する〝銀座の帝王〟N氏でした。

N氏は、ある日、「いつもお世話になっているのでお食事をごちそうさせてもらえませんか？　僕以外、全員女性でワイワイ楽しいお食事会なので安心ですから！」と誘ってくださいました。その後、食事会は6～7年続いたと思いますが、確かに必ず女性が複数同席し、ほとんどが夜の銀座のママもしくはお姉さま方でした。

N氏が誘ってくださったのは、私の治療を気に入ってくださったからだと思いますが、田舎から出てきたばかりの女医が珍しかったせいもあるかもしれません。徳島生まれ、徳島育ちの私には無縁だった夜の銀座の世界。遊ぶところだと思っていた私にとって、それが誤解だということに気づくのにそう時間はかかりませんでした。

銀座のママたちはどの方も礼儀正しく、いろんなことを私に教えてくれました。食事の後に使った爪楊枝を、爪楊枝が入っていた袋にそのまま戻してテーブルの上に置いたら、「ゆうこ先生、爪楊枝は使ったらこれに入れて持ち帰ってね」と言って小さな白い袋をくださいました。私は爪楊枝をその袋の中にそっと入れてバックにしまい、持ち帰りました。

こうして知り合った銀座のママたちの中には、もう引退されて昼間のお仕事をしている方やご結婚されて専業主婦になられている方もいます。N氏とのお付き合いはなくなりましたが、元ママとは今もお付き合いが続いている方がいます。定期的にランチをしたり、何かの折にはお互いにお祝いをしたりする関係が続いています。私が娘を出産した時も、1日1組限定の割烹を予約してお祝いをしてくださったり、100日祝いを一緒にしてくれてお食い初めに同席してくださったりしました。

いろんなママがいると思いますが、少なくとも私が出会った元ママたちは、銀座で歯科医師として勤務しなければ出会わなかったであろう、素晴らしい銀座のママたちでした。

N氏からの紹介で来院されたママたちの口腔内は私が担当させていただき、主治医と患者さんという関係も築けました。でもそれ以上に銀座のこと、男性の前でのふるまい、女性としての気遣いなど、たくさん教えていただいたこと、そして、今でもその方々とのお付き合いが続いていることは私の財産だと思っています。

人と人との出会いは偶然ではなく必然だと思うので、その関係をこれからも大事にしていきたいです。

治療法は一つではない

ある日、私が担当させていただいていたマダムが、ご主人をお連れになりました。

「もう何十年も歯医者さんに行ってないんですけど、朝起きたら枕が血で染まっていて大変なので、絶対ボロボロだと思うんです！」とのこと。診察してみると、虫歯はほとんどなく、重度の歯周病ですべての歯がグラグラ揺れていました。

歯周病というのは静かなる病気（サイレントディジーズ　Silent Disease）と呼ばれているほど、知らず知らずのうちにじわじわと進行する感染症の一つなので、痛みを目安にしていると、気づけば「すべての歯が全滅！」ということもある怖い病気なのです。

問診してみると、やはりそのご主人（T氏）は、今まで痛みを感じたことはなく、体も健康そのもので、ふだんから薬もほとんど飲まない、まさに口腔内以外は健康そのものという方でした。そのとき、60歳を超えていましたが、先生でもある彼は数々の執筆活動や講演、そして世界中に出かけているほどお元気な方でした。

どんなに体は丈夫でも、口腔内の細菌感染は自分だけでは治りません。これは私が歯医者になり、家族にも力説していることですが、どんなに健康でもどんなに努力をしても、自分の免疫だけではどうにもならないこともあるのが口腔内の病気なのです。元通りにはならないのです。

だから、まずはそのことをT氏に知ってもらい、私一人ががんばって治療するのではなく、ご本人に協力してもらい共に立ち向かっていただく覚悟をもってもらうことから始めました。歯周病は長年かけてここまで重症化しているので時間もお金もかかりますから。

T氏は全面協力をしてくださり、意識改革をしてくださいました。多忙な生活の中に、口腔内に費やす時間をとってくれました。これこそが、後になってもT氏が入れ歯にならずに自分自身の歯で食べられることに繋がったのではないかと思います（入れ歯を否定しているわけではありません）。

初診当時、有名なインプラント専門医に私から相談し診察してもらったところ、「すべて抜歯をし、すべてインプラントにするしか治療法はない」と、ハッキリ言われました。たしかにすべてグラグラ揺れていて、残せそうな歯はなかったので仕方ないのですが……。

しかし、T氏はその治療方針は断固拒否。とにかく「ダメ元（?）でもやれることをすべてやろう」ということになり、私は必死で彼の歯周病改善に向けてがんばりました。結果、当時、1本も抜くことなく歯周病治療と審美治療をし、彼はなんでも食べられる口腔内に生まれ変わりました。そして、当然、朝枕についている血もなくなりました。私たちの絆は深まり、そこから定期的にお食事や勉強会をする仲になりました。T氏の奥様公認のお食事会は、各方面で活躍されている方々ばかりの集まりで、私の人生にすごくよい影響を与えてくださったと思います。

それから現在まで、15年くらいになるかと思いますが、どうしても限界がきて2本だけインプラント治療（歯を抜いて人工の歯を埋める）になりましたが、初診当時「すべての歯を抜いてすべてインプラントが必須」、と言われたT氏の口腔内は、今もほとんどがご自分の歯で、何でも食べられています。

私はただの銀座の歯医者ですが、数ある歯医者の中から私を選んで来てくださった患者さんには、お一人お一人に強い思い入れと信念をもってカスタマイズの治療をさせていただいています。答えは一つではない。１００人いれば１００人の顔や手相が違うように、教科書通りの治療がすべての方に当てはまるわけではない、そう思うからです。

銀座で22年間やってこられたのは、そうした私個人の考えと信念を認め、治療を任せてくださった患者さんたちに恵まれたのだと思います。一人よがりの治療は絶対うまくいかないし、長い目でみたときに、向かっているゴールが同じじゃないと長続きしません。その場の治療が終わっても、治療が完了してからの方が長いお付き合いになるのです。患者さんがメインテナンスを必ず受けることはもちろん、私にとっても、何かちょっとした不具合が出たときにすぐ対応すること、自分自身の行った治療の責任をとること、そういうことができる環境に自分自身がいるために同じ銀座で22年間勤め続けているのかもしれません。

T氏の奥様が、今から約2年前に亡くなられました。奥様の詩集と絵を1冊の本にまとめたものをT氏からプレゼントしていただきました。T氏は80歳を目前にした今もとてもお元気です。これからも、患者さんとのご縁を大切に歯科医師として自分の娘に誇れる自分でありたいと思っています。

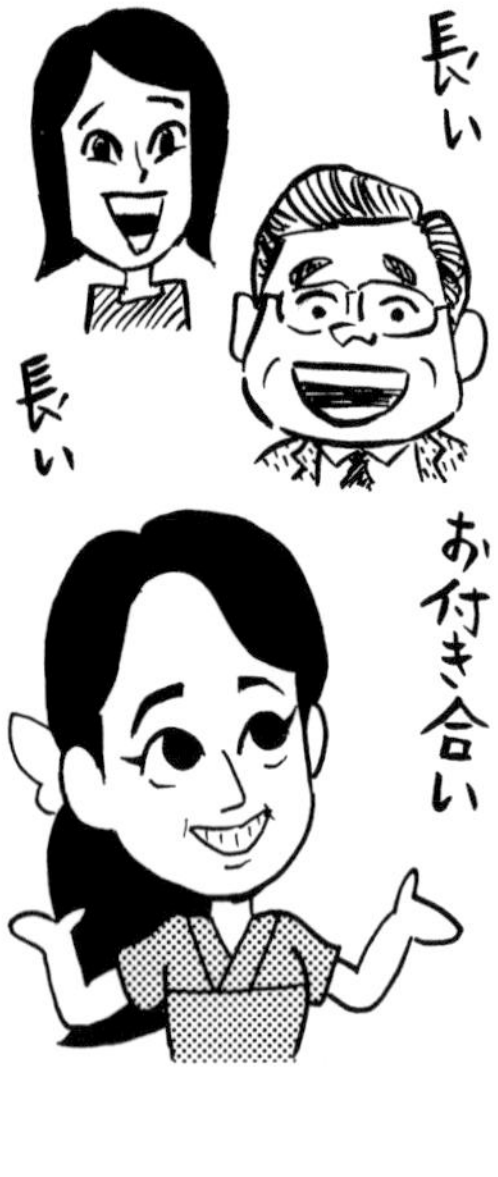

人生が変わった（？）女性

ある方からの紹介で、40代前半の大人しい感じの女性が来院されました。彼女は初対面からうつむき加減で、話すときにもほとんど私の目を見ず、常に口元を見えないように押さえて、「すみません。申し訳ありません」という言葉を口癖のように何度も言っていました。

目元の彫りは深くてぱっちりしており、おそらく本来はきれいな方だと思いましたが、髪型やお洋服など、見た目はとにかく目立たないようにしているようで、とても地味な印象でした。実年齢より上に見えたのは、口元が下がっていたせいかもしれません。

検査の結果、むし歯も歯周病も重症化しており、保存可能な歯がなく、今までどうやって食事をしていたのかわからないくらい口腔内は崩壊していました。

治療には時間もお金もかかる。そして、自分自身が変わりたいという気持ちが強くないとこれからの治療が続かない可能性があることをお伝えしました。

それから、まず、彼女の歯が崩壊する前の笑顔の写真を持ってきていただきました。長い間笑っていないそうで、写真はかなり古いものでしたが、予想通り、綺麗な人でした。そのことを伝えると、彼女は照れながら、「実は、デパートのエレベーターガールとして働いたことがあるんです」とおっしゃいました。

「主人は、『歯にそんなお金をかけてどうするんだ。保険で入れ歯でいいんだよ』と言っていましたが、今回、母にも相談したら後押ししてくれました。私が独身時代に働いて貯めたお金があるのでそのお金を使います。足りない分は母が出してくれることになりました。母も、私が何年も笑顔がないことを気にしてくれていました」とのこと。

私は胸が熱くなり、絶対この女性の笑顔を取り戻そう！ と決めました。

まず、虫歯によって崩壊していたすべての残存歯を抜歯し、治療期間中に使用していただく一時的な総入れ歯を作りました。彼女にとって不慣れな総入れ歯は辛かったと思います。まだ40代ですから。でも、最後のゴールを夢見て頑張ってくれました。

それから治療のたびに、いろんなお話を聞かせてもらいました。無口だった彼女がどんどん口数が増え、目を見て話してくれるようになったこと、髪型や服装もどんどん変わり、明るい色の服やお化粧をしてきてくれるようになったことは、私やスタッフにとってもすごく嬉しいことでした。

最終的に、彼女は上下すべてインプラント治療（人工歯根）をし、固定性のセラミックを入れました。長い間少しずつ崩壊してきた口腔内は、薄い骨になっていた部分がありましたが、なんとかギリギリでインプラントができ、痩せていた歯茎のところも歯茎を再現したので誰が見ても自然で、元々の自分の歯のように見えます。

それから約7年、今でも2カ月に一度はメインテナンスのため検診とクリーニングにいらっしゃいますが、どこからどう見ても笑顔が素敵な明るい女性です。

治療期間中は昔の話、今の話、家族の話、仕事の話など、いろんなお話を聞かせてくださり、彼女のバックグラウンドをよく知ることができました。それだけ信頼してくださっているということなのかな？　と、こちらも思い入れが深くなります。やはり人と人なので、会話をしていく中でもっと絆が深くなる気がします。

まずは治療へ踏み出す勇気を持ったこと、そして自分自身が変わろうと決意してくださったこと、費用や時間がかかることを理解し、ゴールに向かってがんばってくださったこと。これらのことのよって、最終的には彼女が自分で自分の人生を変えるほど、前を向いて再出発することになりました。たかが「歯」、されど「歯」なのです。

口腔内がきれいになることで、痛みがなくなり、物がよく噛めるようになります。その結果、内臓も健康になり、脳への血流もよくなります。そして笑顔を取り戻し、内面からの美しさで、どんな高価な化粧品を使うよりも美しい自分を取り戻せます。

また一つ、患者さんから学ばせていただきました。

ステージ4の癌から復活の患者さん

ある日、「古城先生に診てもらいたい」と言って、10年ぶりの患者さんが来院されました。10年ぶりと言っても、その10年前に行ったのは「※無呼吸症候群」の治療でした。（※無呼吸症候群とは寝ている間に何度も呼吸が止まったり浅くなったりする病気で、歯科では専用のマウスピースを作ることによって治療していくことができます）

自分が当時書いたカルテでは、口腔内の状態もひどいため、無呼吸症候群の治療の後に口腔内の歯科治療を開始する予定になっていました。そのまま未来院になっていたので心配していましたが、10年という月日の中で私もすっかり忘れかけていました。

「お久しぶりです。どうされたのですか？」と声をかけると、その患者さん（Iさん　60代男性）は、ご自分のこれまでの10年間の、とても興味深いお話をしてくださいました。

10年前、私のところで無呼吸症候群専用のマウスピースを作製したのをきっかけに、体の方も調べてみようと思い、某病院（都内では有名な病院）で検査をしたそうです。その結果は、ステージ4の胃癌。すでに転移しており、手術は不可能なため、これからの緩和ケアや延命治療についての説明を受けたそうです。

しかしIさんは冷静でした。そこから知り合いを通じて免疫療法、食事療法に専念します。

徹底した自己管理と強い意志を持って専念した結果、転移した癌を取り除く手術を受けるまでに回復。また原発の胃癌も縮小し、今はその癌の痕跡とともに生活しているということでした。

癌が完治したわけではありませんが、「共に生きる」ということのようです。癌に対する治療は終了し、今では薬一つ飲んでいない、検査の結果もすべてにおいて良好、だそうです。

やっと体の健康を取り戻したIさんは、「口腔内の健康なくして全身の健康は成り立たない」ということに気づき、10年間全く治療できなかった口腔内の治療をするため、私のところを訪ねて来られました。

「免疫療法に専念するにあたり、『良質な睡眠』というのが必要不可欠だったんです。古城先生のところで作った無呼吸症候群専用のマウスピースのおかげで、よい睡眠をしっかり取ることができたことも癌の克服に繋がった一つでした。だから、絶対に口腔内の治療は古城先生にお願いしたいと思って本日来ました」とのこと。

素直に嬉しかったです。Iさんが生還して訪ねてきてくださったことに加え、私が当時行った治療により、一つの命が救われたこと、そしてまた私のところに戻ってきてくださったことに感激しました。

当然、口腔内は10年前のままでした。しかし、今は心身ともに健康で薬一つ飲んでいないIさんの歯科治療は順調に進み、すっかり口腔内も健康になりました。

Iさんの許には、ご自身の経験を語る講演の依頼が殺到し、全国を駆け巡っていたそうです。そして今は免疫療法の会社を設立し、同じように病気で苦しむ人々のために日夜励んでおられます。

今は世界中がコロナ禍で大変な状態ですが、この経験をもとに、いつか私もIさんと一緒に活動をしたいと思っています。患者さんと主治医ということを飛び越え、今後のことをよく二人で話したりラインしあっている仲です。

この本が出版されるころには、その活動がスタートしていると思いますが、どんなことにも信念を持って、少しずつでも取り組んでいれば必ず実を結ぶものだと思うので、これからも患者さんに寄り添い続け、「歯科」ということだけにとらわれず、「全身の健康」に結びつく活動をしていきたいと思っています。

今回、石上先生の診療回顧録という価値あるこの本に私も参加させていただき、大変光栄に思っております。このような機会に恵まれたこと、何より石上先生と出会えたこと自体、銀座で長年働き続けてきた私の人生の財産となったことはまちがいありません。

これからも人と人とのつながりやご縁を大切に、大先輩である石上先生からもたくさんのことを吸収させていただきながら日々精進していきたいと存じます。

第二編　学生時代から教授退職後まで

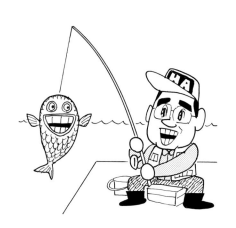

患者さんとのエピソードを紹介してきましたが、エピソードは私の人間性が基になっています。そこで、私という人間について簡単に紹介します。

昔から「苦労は買ってでもしろ」という言葉がありますが、父は「無駄な苦労は人間がひねくれてしまうから、恵まれた境遇を大事にして、人間性を大切にするように」と言い、育てられました。少しひねくれてしまったかもしれませんが、笑顔を大切にしてきました。小さいころより父の後姿を見て、患者さんに感謝される歯科の開業医になりたいと思っていました。

第一章　大学教授への道

一　日本大学での学生時代

学生時代は剣道部に在籍して、学問よりクラブ活動がすべての生活でした（**図31**）。当時は少し高い詰襟の学生服で通学し、蛮からを気取り、青春を謳歌する学生だったかもしれません（**図32**）

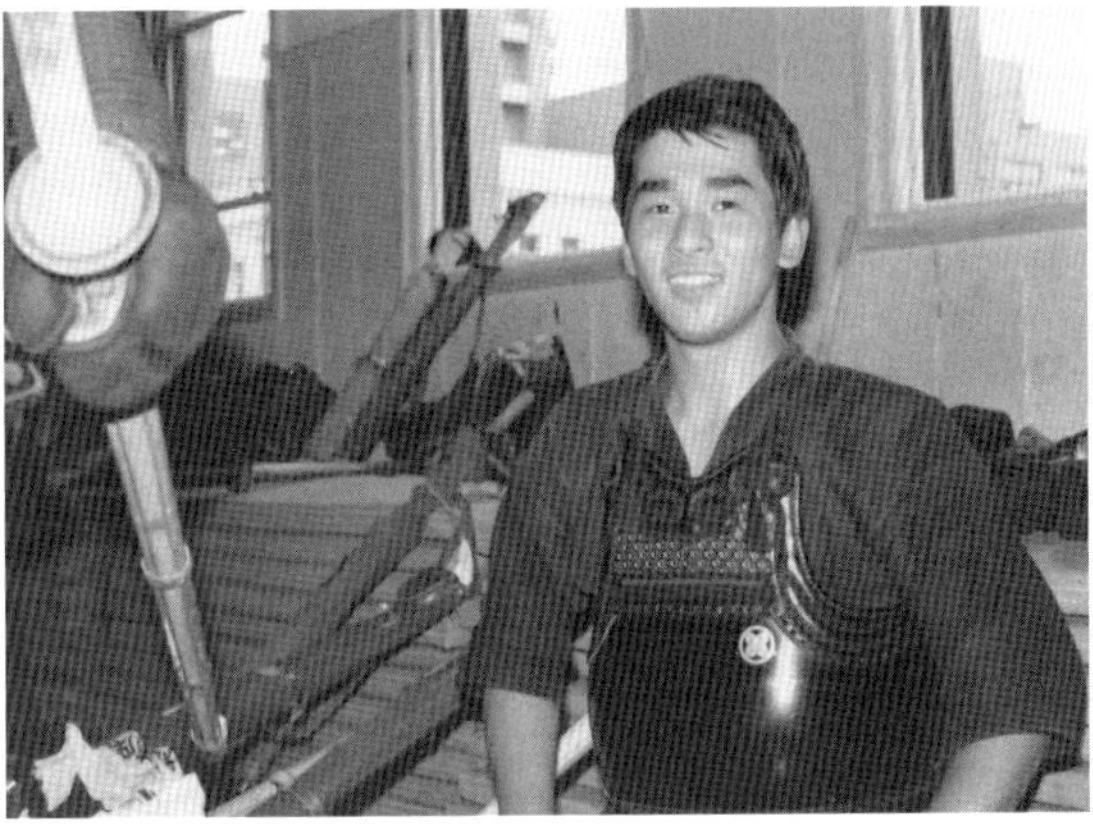

図 31　大学時代は学問よりクラブ活動に熱中していた著者

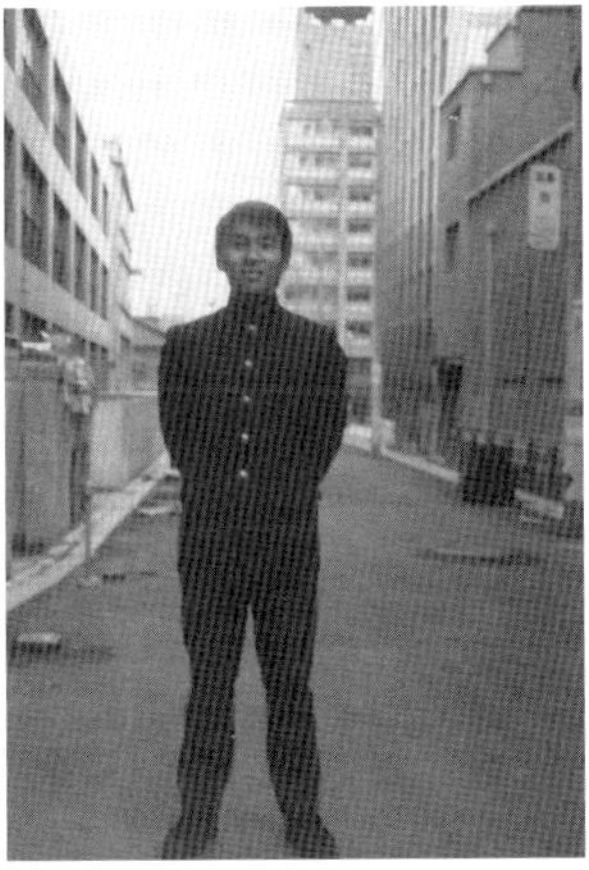

図 32　少し高い詰襟の学生服で日大に通学していた著者

しかし、大学の授業は出席や進級試験が厳しく、クラブ活動のせいで留年をしてしまうと本末転倒になるので、試験対策は友人たちと一緒にがんばっていました。成績のあまりよくない6～7人の友人たちと「双歯会」というグループを作り、成績の優秀な女子学生を巻き込んで彼女のノートを借り、また過去問題なども集めて、試験対策の各教科の虎の巻を作りました。

この虎の巻が好評で、同級生たちによく売れました。このコピーを作るために、双歯会は徹夜で友人の家に集まることが多くなりましたが、あるとき「学生たちが不審な集会をしている」と通報され、警察に事情徴収されたこともありました。まだ、学生運動の名残があったころかもしれません。

コピーを作るためにおもちゃのような任天堂のコピー機を使っていたのですが、2台が壊れるほど活躍していました。

この「双歯会」のネーミングは、高田の馬場にあるダンス教室の「双葉会」から引用したものです。当時は各大学でダンスパーティーがよく開催されており、社交ダンスの基本ステップができなければ、現場で女性に声がかけられない、という不純（?）な動機でダンス教室に通った友人達の集まりがきっかけでできたのが双歯会でした。

その後もこの会はあらゆる行動の友人の集まりになり、学生時代を楽しく過ごせた大切なものでした。ちなみに、今でもジルバは得意です。

当時の日本大学の歯学部は、入学した同級生の半分近くが卒業までに留年してしまう時代でしたが、現在とは違い国家試験は95％を超える合格率でした。つまり、車の教習所と似ており、卒業できれば免許証が得られるような社会状況でした。

教授就任後、私も国家試験の作成に携わっていましたが、近年は試験問題が資格試験というよりは、専門医の試験のように難易度が上がり、過剰になった歯科医師の数を制限しているようです。歯科技工士の国家試験にも携わりましたが、これは逆に、なるべく合格させるように手技の採点も緩く、学識の筆記試験も１００％近い合格率になるよう作成しました。どちらも本当に必要な人材を選出する国家試験としては疑問を感じました。

私が学生のころは研修医制度がなかったので、卒業したら、すぐに開業し社会に飛び込んでいく同級生がほとんどでした。私は大学を卒業したら歯科界で有名な東京医科歯科大学の大学院に行き、学位を取り、歯科企業を利用して便利な歯科器具を作り、それを広めながら開業することなどを目論んでいました。

しかし、大学を卒業する年に父が病気で倒れ収入がなくなり、大学院を諦め、開業医に勤めて生活を確立していかなくてはならないと、方向転換を考えました。人生設計をいろいろと考えているうちに、やがて父の病状も落ち着き、父に促されて、奨学金制度を利用してがんばれるだけやってみようと思いました。

何とか国家試験に受かる程度の成績でしたので、大学院に入るにも一浪しましたが、何とか東京医科歯科大学大学院に入学させてもらいました。

二　東京医科歯科大学大学院の学生時代

大学院1年生の時は我美を捨て、研究に没頭しようと坊主頭にしました。異性の目も気にせず坊主頭になったのですが、逆に女性にもててしまいました。男は何かに熱中していると、容姿を気にしているときよりも、女性を引き付けるオーラが出るのかもしれないなどと自己分析をしていました。

大学院時代は奨学金をもらい、友人と学術の話や大学病院のあり方等、熱く討論をし、毎日のように安い居酒屋で夢を語り、教授には「居酒屋のお姉さんと一緒になるのか」とからかわれるほどでした。

私立大学から国立大学の大学院にいったので、私立の母校を一人で背負っているかのよう

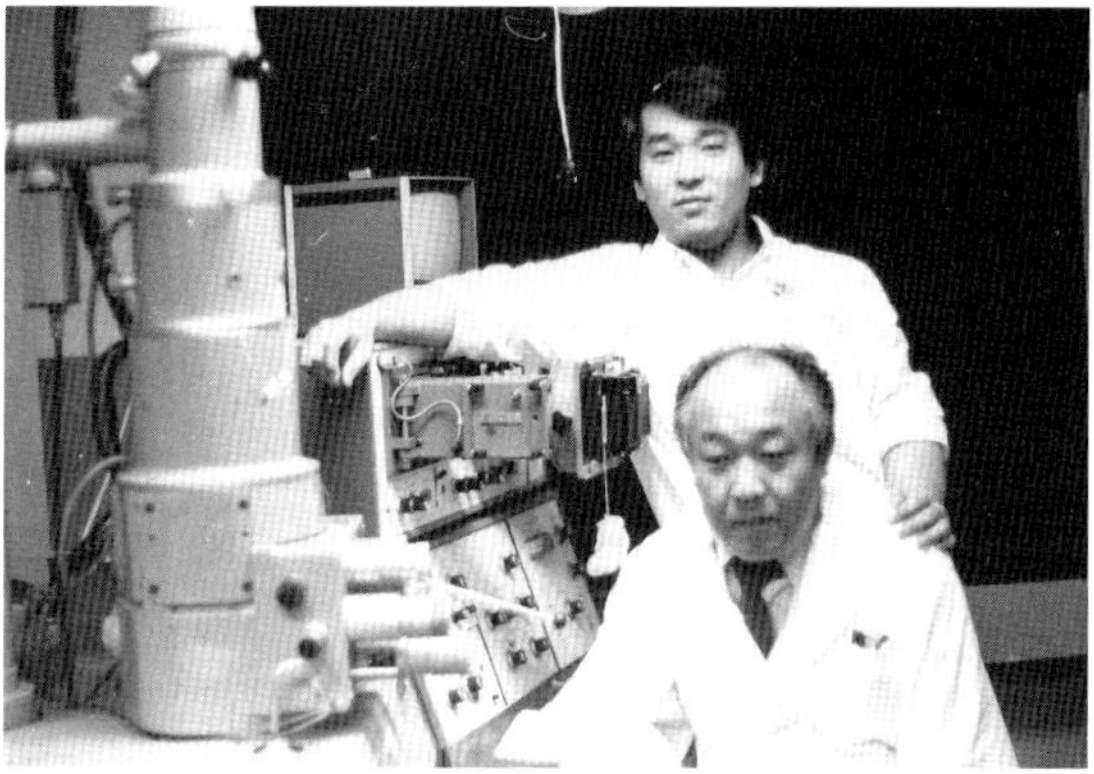

図 33　大学院生時代は電子顕微鏡により歯冠形成したエナメル質マージンの観察をしていた。指導をいただいた技官の故田代先生と共に

にがんばっていた気がします。教授にはお酒の席で「先生の考えは古いと思います」などと言ってしまい、出入り禁止も何度か言われました。二日酔いの朝は絶望感が頭をめぐりましたが、幸い、寛大な教授や周囲の先輩の援助など環境にも恵まれ、何とか博士号もいただけました（**図33**）。

大学院時代は研究が主で臨床の時間があまりなく、臨床が上手くなりたいと思っていたこともあり、少し心配でした。冠橋義歯の教室にいたのですが、隣の部分床義歯の教室にとても臨床の上手な先生がいて、その先生の印象物や技工物を技工室にいるときに横目で見ていました。

その先生が千葉の市川で開業され、とき

どき非常勤で大学に来ていたので、「診療の見学を兼ねてアルバイトをさせてください」とお願いをしました。大学院生でしたので夜18時以降しか伺えない旨を伝えたところ、私のために19時から21時まで週1回の夜の診療をやってくださいました。

夜間でしたので女性の歯科助手はいないため、厳つい男子学生が助手をしてくれました。診療の後は控室で院長を囲んでよく鍋料理をご馳走になりました。

この院長の臨床は厳しく、私が支台歯の印象をして、院長に見せた後、石膏を注ごうとしたら普通石膏を注ぐように言われ、「一カ所でもマージンに甘い所があれば、全周採れていないのと同じだから、もう一度個歯トレーを作るように」と叱られました。

また、根管充塡をして、レントゲンで根尖ピッタリを確認したので、終わろうとしたら、「再根管治療をするように、軟化象牙質が多かった患歯が、あの拡大で除去できているとは思えないが、根管内の象牙質を確認したのか」と言われ、返事ができなかったことが忘れられません。

しかし、厳しいだけではなく私がやってみたい治療は積極的にやらせてくれました。あるとき、埋伏歯を抜いてみたいと話したところ、若い女性の下顎の埋伏智歯に挑戦させてくださいました。初めてなので手順を予習していたのですが、骨を削除し、歯を分割し始めてから1時間くらいして患者さんが涙ぐみ始め、私の頭が真っ白になっているのを院長が感じて、途中で交代して抜歯を完了してもらいました。

その後、見えない治療はしないように等、いろいろ勉強させていただきました。その院長からよく言われたことは「患者さんの対応は上手だけど、口より手を早く動かすように」でした。

このときの経験で少し治療の手も早くなりました。アルバイト料をいただいていましたが、本当は授業料を払わなければいけなかったのだと思います。

大学院を修了し、学位を取得したら、研究に関連した歯科器具を作り、開業しようと思っていたのですが、研究は意外と面白く歯科治療で根拠のわからないことなどを確認しているうちに、いつの間にか学位を取得した後も、大学病院生活を続けてしまいました。

私は最初のころ、長く大学に在籍するつもりはなかったのですが、気が付けば30歳過ぎまで東京の自宅で両親の保護のもとにおり、生活苦はなく、絵に描いたような自分中心の大学人生活を過ごしていました（図34）。

臨床で確認したい事項は山ほどあり、自分一人では多くのことは解明できないので、多くの医局員と一緒に解明するために、教授になりたいと考えはじめたころでした。

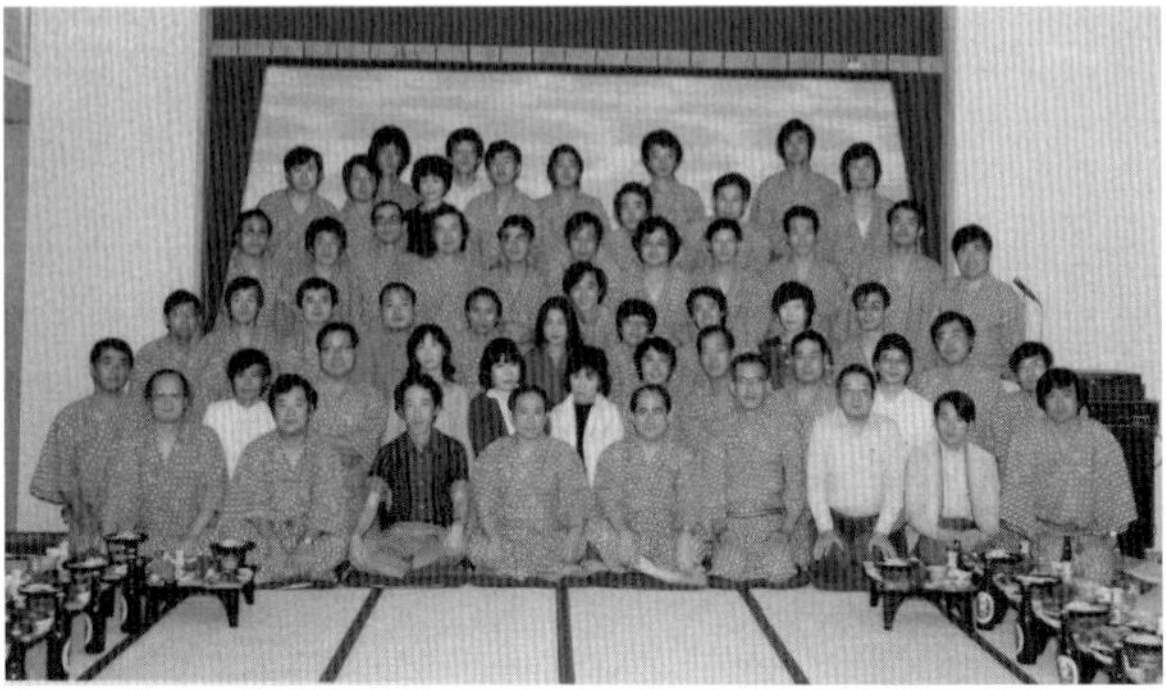

図 34　在籍していた東京医科歯科大学第 2 歯科補綴学教室の医局旅行。前 2 列目左端が著者

自分で考えた入れ歯の維持装置で患者さんの大切な歯を痛めてしまったり、患者さんを巻き込んでやってみたいことをやり、種々な研究に手を出し、帰宅時間が終電に間に合わないことも日常的でした。

そこで、原付のオートバイで大学院に通い始めました。あるとき、夜間にスピード違反で捕まり、警察官に「時速45kmで、周りの車よりスピードは出していないと」力説したのですが、「原付の制限速度は30kmだ」と笑われてしまいました。同じ場所で同じ時間に二度も切符を切られてしまいました。

その後はオートバイはやめ、なるべく終電で帰るようにしました。勤勉ではないので、毎日終電まで研究室にいれば嫌でも少しは研究が進むだろう思い、仕事がないときも終電時間まで机に向かい、駅員さんとも顔見知りになりました。駅員さんに「毎晩大変ですね」と言われ、実際は忙しく研究をしていたわけではなかったので、なんとも気恥ずかしく会釈をしていました。

しばらくして、医局に居づらいことがあり、呼ばれてもいないのに名古屋の愛知学院大学歯学部の病院の門をたたくことになりました。

三　愛知学院大学時代

愛知学院大学にはもちろん席はありませんでしたが、東京医科歯科大学の講座の先輩が助教授として赴任していました。この先輩に頼み込み、非常勤という形で入局させてもらいました。

非常勤でしたが、毎日のように通勤し、研究や臨床に顔を出しました。生活費は週2日のアルバイトでしのいでいましたが、当時は患者さんも多く、一日60～70人診療し、十分な生活費を稼いでいました。次の年には有給職にさせていただき、独身貴族の生活が始まりました。

当時は学生の教育診療もまだ多く、私が担当した班の学生たちには配当した患者さんの治療計画を立てさせ、治療手順を十分話合ったうえで、必要であれば自費診療もやらせるようにしていました。もちろん気苦労は多かったですが、むずかしい歯科技工も自分たちでやらせていました。

私は独身で一人住まいでしたので、帰宅する必要もなく、夜遅くまで学生たちに技工を教えながら雑談の日々でした。夜遅くまで一緒に歯科技工をしていた学生達たちを私のアパートに連れて行き、夜食や酒盛りをよくしていました。

学生のために大きなトリスウイスキーを用意して飲ませていましたが、あるとき、アパートに泊まった数人が、私が大事に隠しておいたジョニ黒を全部飲み干していました。トリスはまだたくさん残っていたのに……。

一人暮らしなので、帰宅する必要もなく研究や学生教育に没頭でき、給料も学生や後輩のために、一晩で使ってしまうような生活でしたので、人気はあったと思います。私の大学教授としての基盤ができたのは、先輩の助教授のおかげですが、講座の先輩や他講座の先生方や歯科技工士さんとの出会いが大きかったと思います。よく遊び、よく学び、とにかく行動する姿勢が作られました（**図35**）。

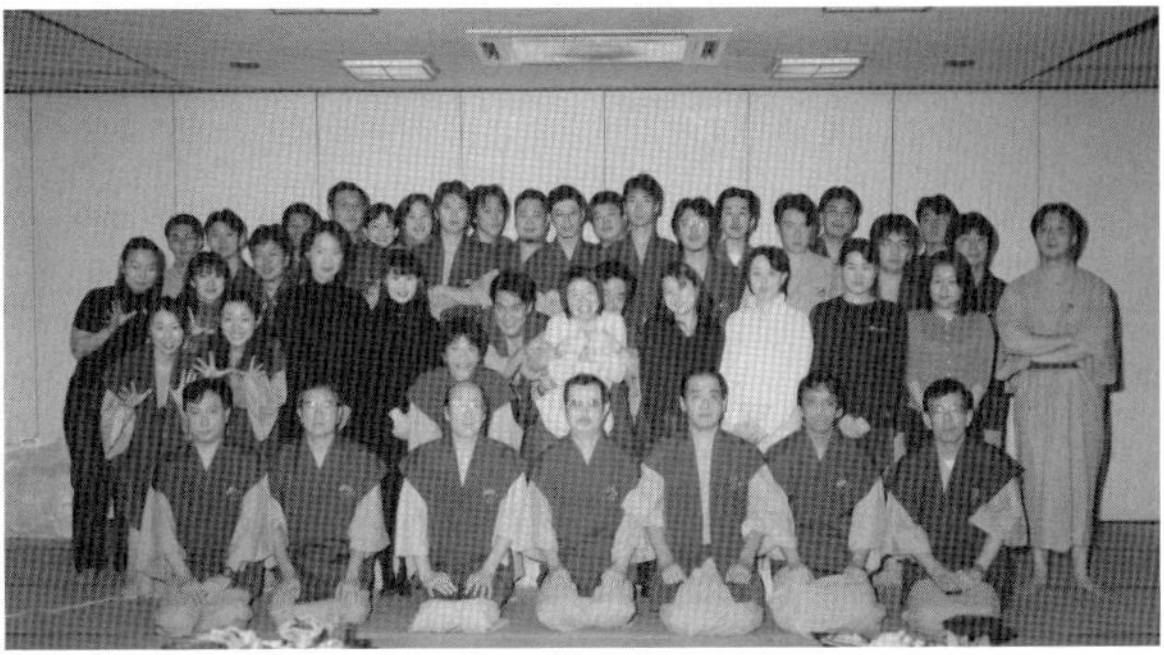

図 35　在籍していた愛知学院大学歯学部第一歯科補綴学教室の医局旅行。前列右から３人目が著者

四　海外留学時代

私の所属していた顎顔面補綴学会の招待講演者として来日されたアメリカの先生から、学会の重鎮であった愛知学院の助教授に、「誰かアメリカで勉強したい人がいれば受け入れる」との話がありました。その助教授から、私に留学する気があるならと、推薦していただけました。

英語が不得意だったので、慌てて英会話を習ったり、英会話のテープのセットを購入したりして、特訓を始めました。高価なテープはほとんど聞きませんでしたが、外人の英会話の先生とは、授業時間外も日常を共にするほどくっついていました。

すでに35歳を超えていたので結婚をして留学しようと思い立ちましたが、留学まで1年の準備期間しかなかったので、慌ててお見合いを繰り返し、今の家内と新婚旅行を兼ねて留学をすることができました。

最初の難関はアメリカ大使館でVISAを取得することでした。夫婦での留学でしたが、検問の人に「一緒に住んでいるのか」と聞かれたときに、「結婚したばかりで、まだ一緒に生活はしていない」と言うと、「夫婦とは認められないから駄目だと」と言われてしまいました。嘘でも一緒に生活していると言えば面倒くさいことにならずに済んでいたのですが……。

留学先はアメリカのUCSF（サンフランシスコ）だったのですが、渡米直後はまだ定住場所も決まらず、ホテル住まいでした。その新婚の留学生を、朝7時から夜11時頃までUCSFに缶詰にした指導がありました。受け入れてくれた先生が、ご本人の移動で私の面倒が見られなくなるということで、突貫の講義となったのでした。新婚の家内をホテルに一人残したままで心配したのですが、家内は一人でサンフランシスコを楽しんでいたようでした。

UCSFでは日本から留学生が来たということで、すでに留学していたいろいろな先生方が訪ねてきて、食事にも誘われましたが、なるべく日本人とは接触せず、短い期間なのでどっぷりアメリカに浸ろうと考えて、行動しました。

UCSFでは顎顔面補綴の診療室に在籍しましたので、診療の手伝いが主で、研究する時間は全くありませんでした。それでも週1回スタンフォード大学の歯科診療室で、口腔癌で入院した患者さんの終末医療のアシスタントも経験させてもらいました。留学の研究目的と少し異なっていたので帰国も考えましたが、自分にとっては濃密な充実した生活でしたので、様子をみることにしました。指導者が移動の準備などで、私がひとりで患者さんを任されるなどの生活が続き、さすがに1カ月後にUCSFの姉妹校であるUCLA（ロサンゼルス）に移動となりました。

UCLAは急な受け入れを承諾してくれ、この移動が結果的には、私にとっては好機となりました。

ロサンゼルスでの最初の難関は借りたアパートに電話を引くことでした。当時はまだ携帯電話も簡便ではなかったので、電話が必要でした。公衆電話から電話局に申し込もうとしましたが、語学力もなく電話では早口で何を言っているのかわからず、何回も途中で受話器を置いてしまいました。結局電話局まで足を運んで解決しました。

次に、車の購入です。スーパーマーケットの掲示板に貼られている中古車の情報をもとに自分で売り手と交渉するのですが、やはり日本人の売り手を探してしまいました。せっかくなのでアメ車の大きいのをと思っていたのですが、UCLAの医局員たちから「アメ車は故障が多くて危ないから日本車にしろ」と強く言われ、結局カローラを20万円くらいで購入し、

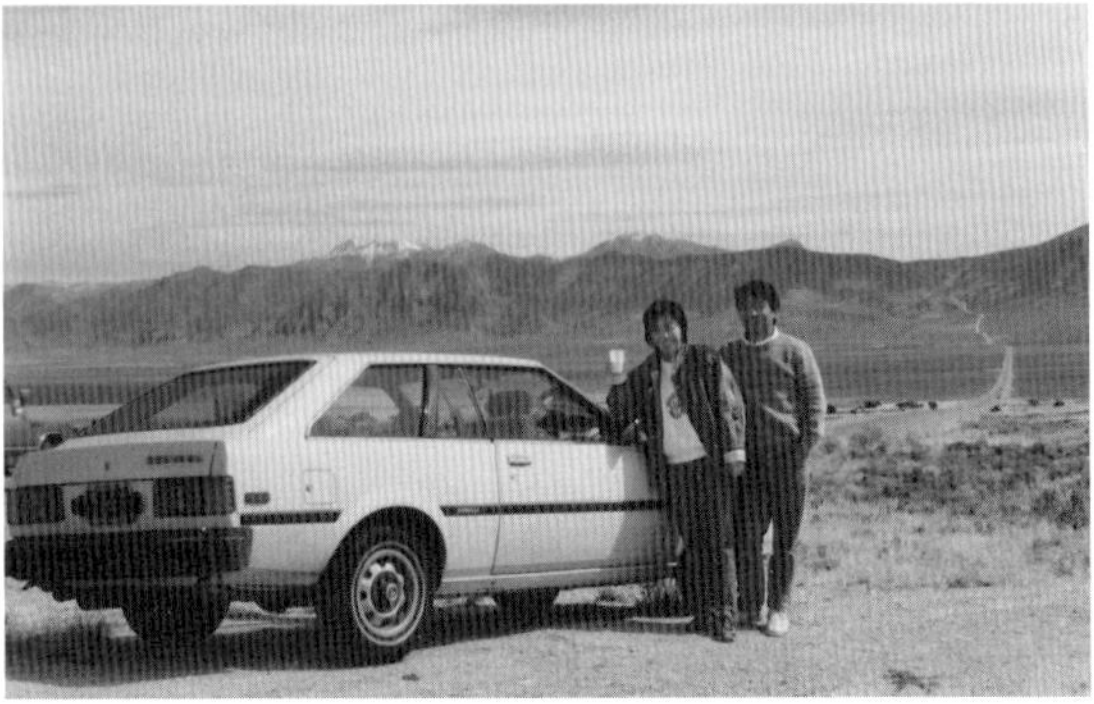

図36　アメリカ留学時の愛車。家内とのトラブル旅行

1年間楽しませてもらいました（図36）。ちなみに、帰国の際には20万円くらいで米国人に売却できました。

国際自動車免許証は持ってきたのですが、身分証明に使うには番号が長すぎ、不便なので米国の自動車免許証を取ることにしました。免許証を取るために筆記試験用の過去の問題集を練習したので、筆記試験は簡単でした。しかし、実技は自分の車を運転して試験を受けるという不思議なシステムでした。私は試験教官に「英語は苦手なので、ゆっくり話してください」とお願いして、何とか1回で合格しましたが、家内は教官の早口について行けず1回落ちました。

UCLAでは医局員の身分証をもらい、留学生というよりスタッフの一員として働いている感じでした。昼食も医局員たちと病院キャンパスの食堂で食べていました。

あるとき、日本の観光客風の若い女性が数人、ワイワイ言いながら食堂に入ってきました。医局員が私に「声をかけて楽しませよう」と提案してきました。そこでＵＣＬＡの白衣を着ていた私は彼女たちに近寄り、「私、日本語大丈夫ですよ。May I」などと片言日本語英語で話しかけました。彼女たちが喜んで近寄ってきたので、「簡単に誘いに乗ると日本の女性が軽く見られるぞ」と言うと、「最低！」と言って立ち去っていきました。医局員たちは私に何度もやらせようとしましたが、さすがにこの1回だけで止めました。

一般的に留学は研究が主で、論文を作り、臨床はできないものです。しかし、ＵＣＳＦのバタバタで患者さんを何人も診療させられており、その結果ＵＣＬＡでは研究ではなく、臨床の毎日になってしまいました（**図37**）。

他の留学生に、「なぜ臨床をやらせてもらえるのか」と質問されるのですが、何だかわからないうちにＵＣＬＡの医局員扱いのようになっていました（**図38**）。

英語力がないのでボディーランゲージと笑顔で乗り切りましたが、当時の臨床スライドが、私の大きな財産となりました。

また、ＵＣＬＡの教授のおかげで国際学会の役員にも推薦され、帰国後の大学生活にも大

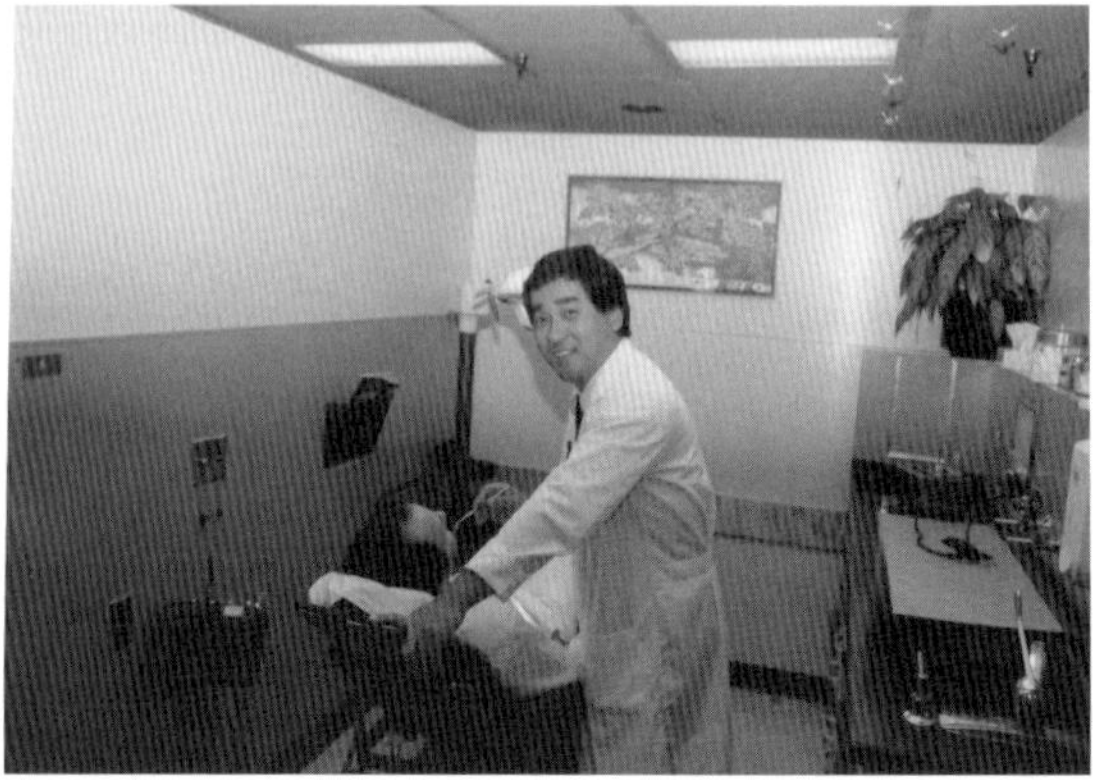

図 37　臨床が毎日だった留学先の UCLA での著者

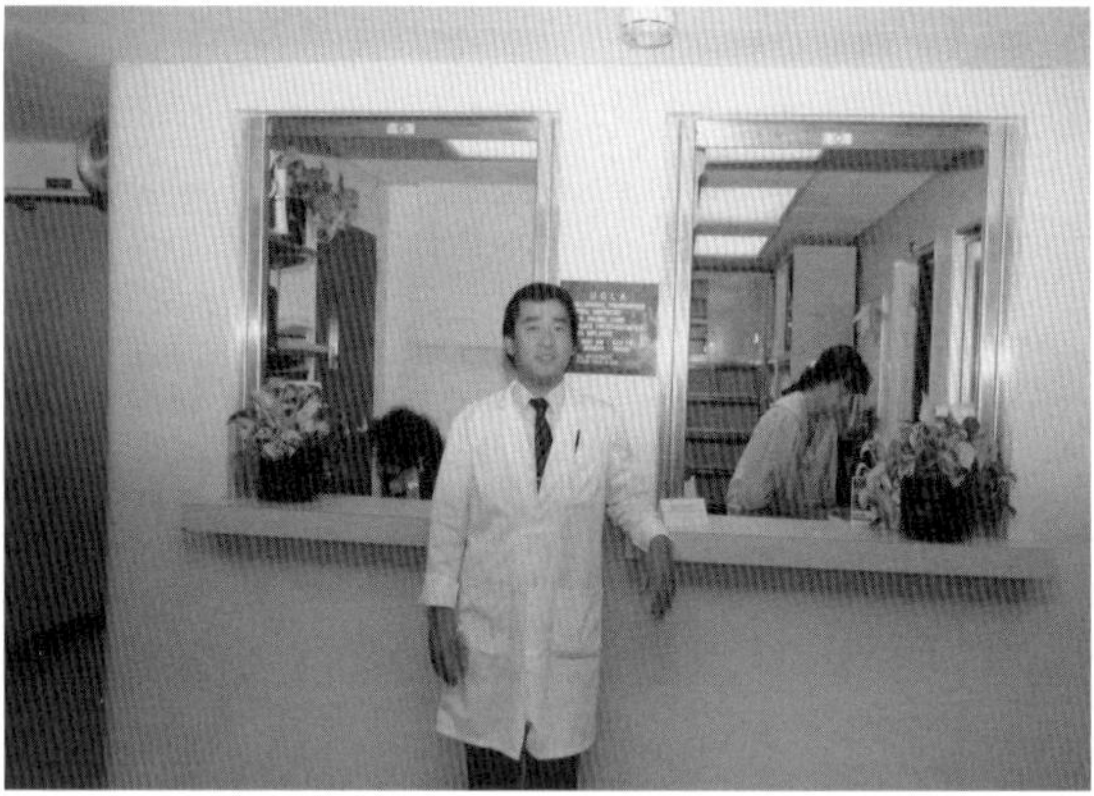

図 38　1 年間お世話になった UCLA 顎顔面補綴科の診療受付

きな収益となりました。このことは顎顔面補綴の学会誌に「アメリカの顎顔面補綴を経験して」と題して報告しました。

UCLAでは無給でしたので、仕事半分旅行半分のアメリカ生活でのエピソードは山ほどあります。友人もたくさんでき、交通違反やトラブル旅行、言葉の壁など、たった1年でよくもこんなに経験できたものだと思っています。家内と二人でなければ乗り切れなかったと思います。

帰国後しばらくして先輩の助教授が教授に昇格し、種々の学会で私を役職に推薦してもらい、講座の助教授にもしていただきました。この教授の下、この大学の教授になれるようがんばろうと動き始めた矢先に、母校の教授公募の知らせがありました。

五　日本大学教授時代

東京に戻るつもりはなかったのですが、やはり母校への思いというものは、特別な思いがあり、挑戦してみることにしました。何人の応募があったのかは知りませんが、面接試験のときは、私の不出来な学生時代を知っている恩師たちが目の前に並び、これはダメだろうと思いました。

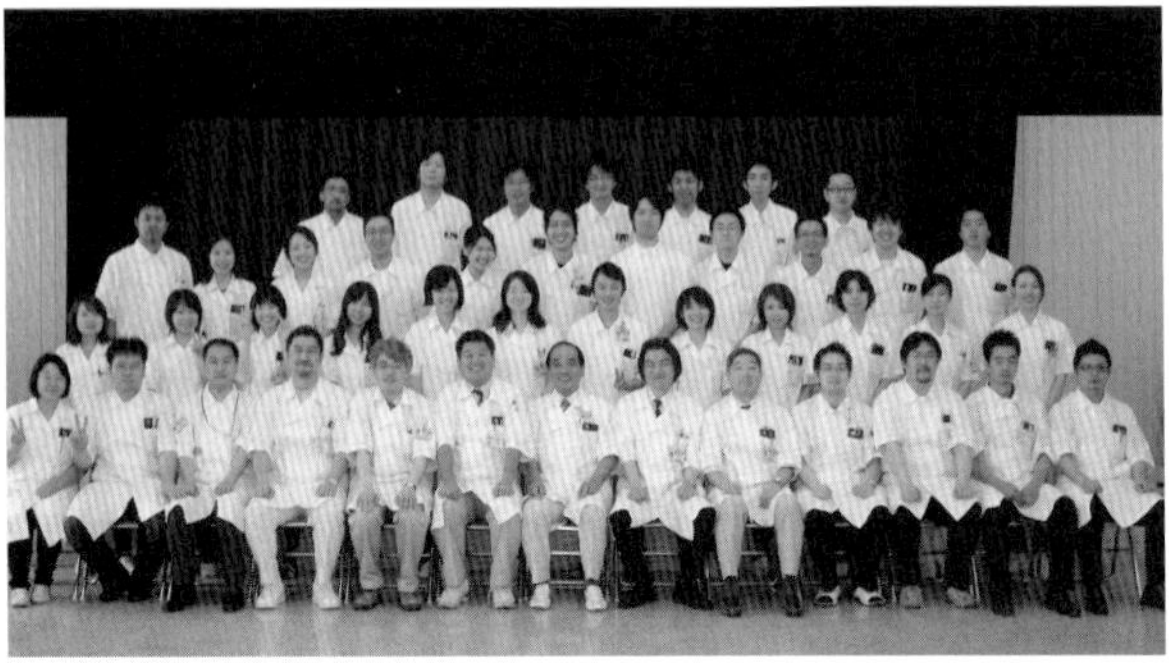

図39　日本大学歯学部歯科補綴学第Ⅱ講座の医局員との集合写真。前列中央が著者

しかし結果として、教授に選んでいただきました。なぜ選考されたのかはわかりませんでしたが、ある選考委員の教授が「君の笑顔がよかった」と言われ、余りひねくれていなかったことを親に感謝しました。

学生時代には開業しようと思っていたのに、いつの間にか40年近く大学人として過ごしていました（図39）。教授という役職は講座を預かり、学生教育のシラバスを組み立て、学生たちに国家試験に受かる知識と歯科医療人としての技術と良識も教授しなければなりません。講座研究費の獲得に努力し、医局の運営と共に教室の研究を推進し、業績を増やす必要もあります。臨床の教室は診療収入も求められます。これらのことは医局員と共にやらなければ、できる内容ではありません。医局員は教育、臨床、研究の同士であり、医局内部の人間関係や生活状況にも配慮する必要があります。

そんな中、私の日常生活は朝の事務処理から始まって、医局員の研究指導、教授会や部課長会など多くの役職に関連したいくつもの毎月の会議がありました。また、クラブ活動の顧問や日本大学の場合は本部の運動部の部長も兼任させていただき、私は歯学部では剣道部の顧問、本部ではボクシング部の部長をさせていただきました。

社会活動としては関連学会の活動や種々団体の委員会活動など、医局を対外的に認知してもらいたく活動していました。それ以外は、業者との打ち合わせ（接待？）、講演会など楽しい会もありました。手帳を開けると種々の予定で真っ黒でした。臨床が好きでしたが、治療を優先的にできず、患者さんには申し訳ないこともありました。

いろいろ大変なことや楽しいことがありましたが、退職後、開業医の友人の病院で働かせてもらい、つくづく開業せず大学人でよかったなと思う毎日です。教授として、ちやほやされていたわけでもないのですが、立場的には気持ちが楽だったかもしれません。

開業医は定年もなく、教授会や学生教育などもなく、好きな臨床だけの毎日を想像していましたが、客商売に近い患者さんの治療や内輪のスタッフの問題、危機管理、経営問題など、全て院長の双肩にかかりストレスは計り知れません。

企業の診療室では支出を控え、収入を上げるように診療時間内に採算がとれるように材料費も考慮して治療をしなければなりません。

学生には教科書的な歯科診療の手順や、採算を抜きにした理想的な診療も教えてきましたが、保険制度下で教科書通りの治療手順では採算が取れない社会の矛盾を感じます。

保険制度下で採算が取れる最良の治療をどのように学生に教育したか、次の章ではそんなことも紹介します。

第二章　学生教育と臨床教育

最良でなくても、当面は問題が生じない程度の歯科治療が、国が求めている保険治療だと思います。医療人を育てる大学で、そんな歯科医学を教えるのは道理が通りません。

私の所属していた教室は補綴科という臨床系で、印象採得から補綴装置の材料、製作、装着までを科学し、併せて患者さんの機能回復や咬合理論も研究するところでした。さらに、有限要素による治療の分析や細胞学的な基礎的研究など、さまざまな分野の研究も行っていました。

臨床的な研究では、人の咀嚼機能を解明しながら、模型上で精度がよく、口腔機能の回復が調整も少なく完成させられるか、精度のよい材料や手法を開発し、患者さんの機能を再現し、臨床に役立てることなどでした。

しかし、これらの材料や手技はコストや時間もかかり、学問的にはよいのですが保険の治療費では採算がとれるものではありません。卒業した学生たちのほとんどは治療時間を省き材料のコストを抑え、保険医療を行っているものと思います。医療人は患者さんに採算抜きのボランティアができる余裕がなければ、信頼関係を構築するのは大変です。

学校で教育されたとおりに診療しても、保険点数を請求しにくく、治療時間も長く、収入は得られません。たとえば印象採得の材料として、精度のよいシリコーンラバーという材料を全顎に使えば、保険点数をはるかに超える材料費がかかります。義歯の印象を採るのに概形を決めながら、咬合を考慮し、学校で習った通りに診療を行えば診療回数も増え、材料費もかさみ採算は取れません。

保険診療をやめて自費診療に徹し、学校で教育されたとおりの診療を行えばよいのですが、患者さんの金銭的な負担が多く、医療人としては心苦しくなり、ストレスが溜まります。学生に最良の治療法を力説していた元教授が、自分で最低限の治療をしていては教育している意味がわからなくなります。しかし、採算が取れなければ臨床教育も空論になってしまいます。

学生たちには最良の治療法や材料を教え、臨床実習でも採算を抜きにやらせていました。とりあえず最善の方法を知り、どのステップや材料を省いてもあまり問題がないよい入れ歯や補綴装置ができるかを考えさせ、自分でも大学病院の外では工夫をしながら診療を行っているのが現状です。

たとえば、歯型を採得する高価な印象材は、必要な部位にだけ少量使用し、後は安価な材料で補い、歯型を採ります。具体的には型を採る歯の小さな個歯トレーを使い、そこにだけ高価なシリコーンラバーを用い、後の歯列は安価なアルジネートで補い、型を採ります。完成物の咬合調整には少し時間がかかりますが、適合やコンタクト等必要な精度は確保できます。また、学生には、技工所に製作してもらう仮歯や個歯トレー、個人トレー等は保険収入の採算が取れないので、自分で作らせたり、仮歯等はその場で10分以内に作れるように訓練しました。

また、装着した義歯床形態を調整しすぎて、形態を修正したい場合もあります。教科書的には義歯を装着した状態で印象採得を行い、石膏模型上で義歯床形態を修正します。しかし、保険治療では手間と時間がかかり採算は取れません。そこで修正したい義歯床辺縁を少し削り新鮮面を出し、そこに即時重合レジンを筆積みで団子状に盛り温水に少し浸し（50℃、3秒くらい）口腔内に義歯を戻し、指圧でその団子状のレジンを伸ばしたい部位まで押し伸ばします。その後、一度義歯を取り出し硬化させた後、伸ばした新しいレジンと義歯床の境の内面を少し削り、即時重合レジンを盛りリベースを行い、最後に形態を整えます。トータルで20分くらいかかりますが結果はよいです。

患者さんはレジンの刺激で辛いようですが、「少し辛いですよ」と言いながらレジンを直接口腔内で盛っています。患者さんの口腔内に使用する材料は味見をしておき、患者さんに説明をすると説得力があるようです。薬品は別ですが。

大学では上手に必要な型が採れなかったり、思い通りに治療が進まなければ何度でもやり直しさせます。患者さんの苦痛や心労は大変なことです。開業医で同様のことをすれば、患者さんが来なくなるばかりでなく、訴えられることもあります。

治療は完璧がよいのは当然ですが、完璧でなくても治療後の経過にほとんど問題がないこともたくさんあります。このことは言い訳になるのですが、その見極めは医療人としてストレスの積み重ねになります。患者さんにとってはどちらがよいかむずかしいところです。もちろん、完璧で失敗なく、手早く、患者さんにも負担がないのがよいので、練習を何度もするのですがむずかしいものです。

大学病院では学生の臨床実習もあり、患者さんを学生に担当させるのですが、患者さんが嫌がり症例数も足りません。私は自分の義歯の患者さんに「スペアーの入れ歯を作りましょう」と持ちかけ、「若い歯科医師を育てると思って、お願い」と説得していました。しかし、

1回の治療も半日仕事になり、回数も多くなるので、人がよさそうで時間が取れそうな患者さんを選んでいました。

最初は患者さんも怪訝そうでしたが学生が一生懸命なので、患者さんが学生を励ましながらの治療が多かったようです。各ステップを私が確認して作り上げるので、私の義歯と遜色なく出来上がります。あるとき、患者さんに「学生の入れ歯の方が調子がよい」と言われてしまい、学生の誠意に負け、立場をなくしそうになりました。まれに、義歯の具合を確認するという名目と患者さんへの感謝を兼ねて、学生と共に患者さんと会食し、入れ歯談義をして楽しんでいました。

学生の症例数が少ないので、私の大臼歯の1本のコンポジットレジン充填を外して再度充填し直すことを、何回か学生たちにやらせました。しかし、退職後その歯の歯冠が折れてしまい、医局の後輩に診てもらったところ抜くしかないと診断されました。レントゲンを見ると歯根の深いところまで折れていましたが、何とか根管治療をして歯冠を作るように医局員たちに相談しましたが、皆の意見は抜くしかないとの結論になりました。

簡単に抜けそうな歯根でしたので研修医に抜かせましたが、2人がかりで2時間ほどかかってしまいました。涙が出そうでしたが、その夜、お礼を兼ねて研修医と一緒に酒を飲みました。歯を抜いた夜なので、ビールを2杯で止めたのですが、少し腫れてしまいました。

その後、その欠損に、設計は自分で行いましたが研修医に一本義歯を作らせました。何人もの患者さんに義歯は入れてきたのですが、装着感など実際の感覚は患者さんからの情報で想像し、対応していました。患者さんは「よく噛めるし、大丈夫です」と言ってくれましたが、おそらく我慢して慣れてきたのだろう思っていました。しかし、自分に装着してみると思ったより異物感はなく、噛み心地もよかったです。ただし、欠損部と義歯の清掃は思ったよりむずかしいです。

今はときどき患者さんに自分の義歯を見せ、義歯の説明に説得力が増しました。インプラントやブリッジを自分に入れたことがないので比較はできませんが、欠損した口腔内の最初の治療選択肢としてはよいのではないかと思います。

日本大学には附属の歯科衛生士学校と歯科技工士学校があり、その両校でも講義をさせてもらいました。歯科衛生専門学校の臨床教育では診療介助の方法や治療内容の説明、さらに患者さんへの気配り指導などが学生への主な仕事でした。

教育機関における患者さんと歯科衛生士と歯科医師と学生の関係は少し気疲れするものでした。歯科衛生士は歯科医師が気持ちよく診療が行えるように材料や環境などの管理と治療の介助と共に、歯科医師では気がつかない患者さんへの配慮や相談相手の役を担っていると思います。しかし、現在は主に口腔内管理と予防を担い、歯科医師のアシスタントではないと歯科衛生士の地位向上の必要性を強く言われてしまいます。何度か女子大学のような衛生専門学校で講義をする機会をいただきましたが、セクハラに気をつけながら、学生に患者さんへの思いやりや気配りを大切に仕事に取り組むことを力説していました。また、共に治療する歯科医師の気分を損なうと空気が悪くなり、患者さんに不利益になるので大切にするようにと教育していたのですが、教室の後ろで女性教官が厳しい目で講義を監視していました。何年も講義のリクエストをいただいていたので内容的には許容していただいていたのだと思います。

夜間の技工士学校の校長もさせてもらいました。若くない学生も多く勤労学生の夜間のむずかしさも感じさせられましたが、いろいろな環境の学生の教育には気を遣うことも多く、教員たちは親身になり教育をしていました。しかし、親身になり過ぎても問題が起こることもあり、教育の難しさを教えられました。

歯学部の学生教育において、残念ながら近年は厳しい患者さんが多く、臨床教育に気苦労が絶えません。最近は大学において、学生が患者さん相手に臨床実習をすることは少なく、国家試験に合格してから研修医として鍛錬をすることになります。国家試験も昔と違い実技はなく筆記試験のみで、技術を習得するのは研修医時代にゆだねられます。実状は歯科医師免許を持った学生が臨床実習をしているようなものかもしれません。患者さんにとっては気分のよくない話ですが、私自身も学生時代、歯を削り過ぎたり、上手に抜歯できなかったことも経験しています。昔の患者さんはおおらかな方が多く、逆に励まされたことが何度もあります。

昔、私が学生臨床実習の教員をしていたころは、学生が患者さんを何人か任され、診療をするシステムがありました。教員の私が学生の患者さんの口を確認しに行くと、「いつもの先生はいないのですか」と患者さんに不審に思われるほど、患者さんに信頼されている不敵な学生もいたものです。

当時の学生臨床実習は、学生が自分で患者さんに装着する義歯や歯冠を作る歯科技工も行っていました。教員はその技工の指導も行うのですが、夜遅くまで技工をやることもよくあり、その後、居酒屋で学生と酒を飲み連帯感を高めたものでした。女子学生は指導してくれる教員を頼りになる男性と勘違いし、結婚するカップルも少なくありませんでした。

教員もいろいろな教え方をするのですが、私はよく総義歯の前歯を並べるときに、教科書と違い「女優の故夏目雅子」のような前歯を並べるように指導していました。彼女の前歯は少し乱れていて、私は色気を感じていました。学生には接吻をしたくなるような総義歯の前歯を作るようにと冗談を言っていました。学生に義歯の人工歯を支給する受付の女性の口元がそのような口元だったので、人工歯を貰うときによく見るようにと言っていましたが、受付の女性からは「いい加減にしてください」と何度か叱られました。叱られるくらいで済んだ緩い時代でしたが、今は振り返って反省しています。

総義歯の調整では、患者さんに入れた義歯が安定しないと言われても、咬合時に義歯があまり動かなければ、あわてて適合を調整しないよう指導します。丁寧に印象採得したのだから口が義歯に合ってくるので、ゆっくり調整することを教えていました。患者さんには「お豆腐が食べられれば、夏は冷ややっこ、冬は湯豆腐で楽しめますよ」と言うと、「絹ごし豆腐は食べられるけど木綿豆腐はだめだった」とやり返されました。総義歯は噛み癖がむずかしく、高齢になると下顎を前に出し、前歯で噛もうとするので義歯が安定しにくいことを伝え、奥歯で噛むように指導します。学生教育では私の薄くなった前髪のスライドを見せ、「前噛みに注意が必要」なことを教えていました。

部分床義歯が安定しない場合は、床不適合か咬合不調和か維持装置の維持力不足の3つの要素を確認するように指導していました。床不適合は適合審査材でフィットをチェックすればわかりますが、このとき床部を圧接してチェックするのではなく、レストや根面装置部等、歯根膜負担部を手指で圧接して調べることが大切です。患者さんに咬合させてチェックをすると咬合の要素が入るので、術者が手指で歯根膜負担部を圧接します。

不適合であればリベースを行いますが、このときも咬合させずチェック時と同様の圧接を行い、粘膜面を適合させます。ほとんどの場合リベース後、咬合が高くなっているので咬合調整が必要です。床の適合はよいが義歯がガタつく場合は咬合のチェックが必要です。

患者さんは残存歯の歯根膜負担部で噛みたいので、バランスを崩している場合があります。もちろん、残存歯が咬合していないと患者さんは不快なようなので咬合を与えますが、粘膜上の人工歯にも6対4くらいで咬合を負担させるようにします。残存歯や粘膜の状態もさまざまなので6対4の根拠はないのですが歯根膜感覚があり、少し粘膜負担を感じる程度が患者さんは許容してくれるようです。（焼酎のお湯割りも6対4が美味しいです）

特に側方運動時には人工歯に強いガイドはさせないことも大切です。側方運動時に義歯が動揺しなければ義歯の安定が得られます。

維持装置の効果が弱い場合にクラスプを絞めても維持力が得られず、逆に義歯が不安定になることがあります。これは、クラスプの鉤尖がアンダーカットを捕まえていない場合が多いようです。鉤尖を下方に修正するか、鉤歯にアンダーカットを形成するとよいです。

しかし、クラスプをきつくするだけでは義歯が外れにくくなっても逆に義歯が安定せず、不調和になる場合もあります。まずは残存歯の把持効果や歯冠空隙のわずかなアンダーカットが利用できているかを確認します。

義歯の維持が緩いときには即時重合レジンを誘導面や歯冠乳頭部の義歯内面に盛り、口腔内に圧接調整します。このとき、口腔内の即時重合レジンの保持時間は2分程度がよいと思います。口腔内から撤去するときにレジンが柔らかすぎると不適になるし、硬化してしまうと撤去できなくなります。2分程度の根拠は現役時代に医局員に実験してもらった結果ですが、個人差があるので術者の時間を見つけておくことが大切です。維持復活や咬合構成に即時重合レジンを使用するので、材料に慣れることが上手に治療をするポイントかもしれません。

義歯は口の中で動かなければ痛みはあまり出ないので、咬合や義歯の維持装置に注意し、残っている自分の天然歯にあまり負担がかからず、口の動きの邪魔をせず、色気のある口元になるように心がけています。また、義歯は汚れやすいので、清掃のしやすさにも注意しています。

あるとき、「義歯は自然観よりも清掃性を重視したほうがよいのではないか。シンプルな洋食器が洗いやすく、芸術的な和食器が洗いにくいのと同様ではないですか」と、先輩の名医に質問したところ、清掃をしないような患者さんには清掃の方法をしっかり教育すればよいのだと叱られました。私の経験では、義歯が必要になる患者さんはあまり口腔清掃をやってくれない気がしています。

しかし、昔と違い近年は口腔管理の意識が高く、口腔検診を行っても良好な状態の人が大勢います。現在は予防や、口腔清掃のメインテナンスが歯科治療では大切な責務だと思っています。しかし診療収入は減ってしまいますので、保険制度の見直しも考えてほしいところです。

個人的には工夫した義歯や、患者さんに適した凝った義歯を作るのが好きなので、残っている歯がダメになってしまう前に、積極的に処置を行うことが学問的にはよいと思っています。しかし、多くの患者さんはなるべく何もせず、口腔を維持していくことを望みます。そこで最低必要限の前処置で済むように、私の講座でも研究をしていました。学問の世界で認められる研究は、科学的根拠があり、再現性のあるデータが求められます。しかし、臨床ではさまざまな条件下で治療を行うので、研究論文として成立させるのがむずかしいことも多々あります。

自分自身も歯科技工が好きで、いろいろ工夫をしながら補綴物の歯冠等も作りました。基本的には解剖学的な型を模して作るのが一般的ですが、機能だけを考えた機械のような歯冠や、機能の邪魔をしないだけのシンプルな歯冠の3種類を作り、患者さんに3つとも仮止めをして試してもらったりもしました。患者さんの反応はどれもあまり変わらないと言われ、悩んでしまいました。何が正しいかよくわかりませんが、基本に戻っている気がします。

私の教室では基礎的な再現性のある研究以外に、臨床現場ですぐ知りたいことを「やってミルク、エンジョイ」などと言いながら確認し、学術論文にはならないのですが、学会発表も行っていました。

たとえば、口の中に歯科材料を入れるとき、何℃くらいまでなら不快感がないかを調べるため、口の中の種々な場所に温度のわかる器具を当てながら確認する等、非人道的な実験も行っていました。被検者数は当時の医局員の数だけで30～40人しかいません。このパワハラな実験で、一番敏感なところは上唇小帯で約57℃でした。このデータが実際の臨床の手技に反映できるかわかりませんが、同様の実験で術者の手が何度くらいの熱さに耐えられるかも実験しました。医局員に学会発表させようとしたら。「恥ずかしいので嫌だ」と拒否され、自分で発表しましたが、この結果から歯科医師が金属を研磨しているときに、助手がエアーを手元に吹きかける必要性が見直されました。ちなみに、こちらも57℃くらいでしたが、エアーをかけると直ぐに44℃くらいまで下がります。医局員が我慢できる温度は、医局員の根性で2度くらい変わりましたが、考察はできません。この種の実験は「教室のアッチチ試験」と言われていました。

義歯を口の中で修正する即時重合レジンは55℃のお湯に入れたり、手圧をかけた方がそのまま使うより強度が増すことを確認したり、熱を利用した実験は他にも3〜4つありましたが、根性は必要ありませんでした。他にも、薬を入れるカプセルを使い、口腔内で直接ポンティック基底面を硬質レジンで作ったり、口腔内で使う材料の操作時間の違いによる温度変化や操作性の違い、材料に気泡が入らないように操作する方法等、名医の技術的な所謂コツというものを解明しようと医局員と楽しんでいました。

仕事場のパワハラは世間で大きな問題ですが、医局ではセクハラやパワハラは死語であったので、このような研究ができたのだと思います。しかし、死語と思っていたのは、もしかしたら私だけだったかもしれません。女性医局員の入局試験では私と「銀座の恋の物語」を

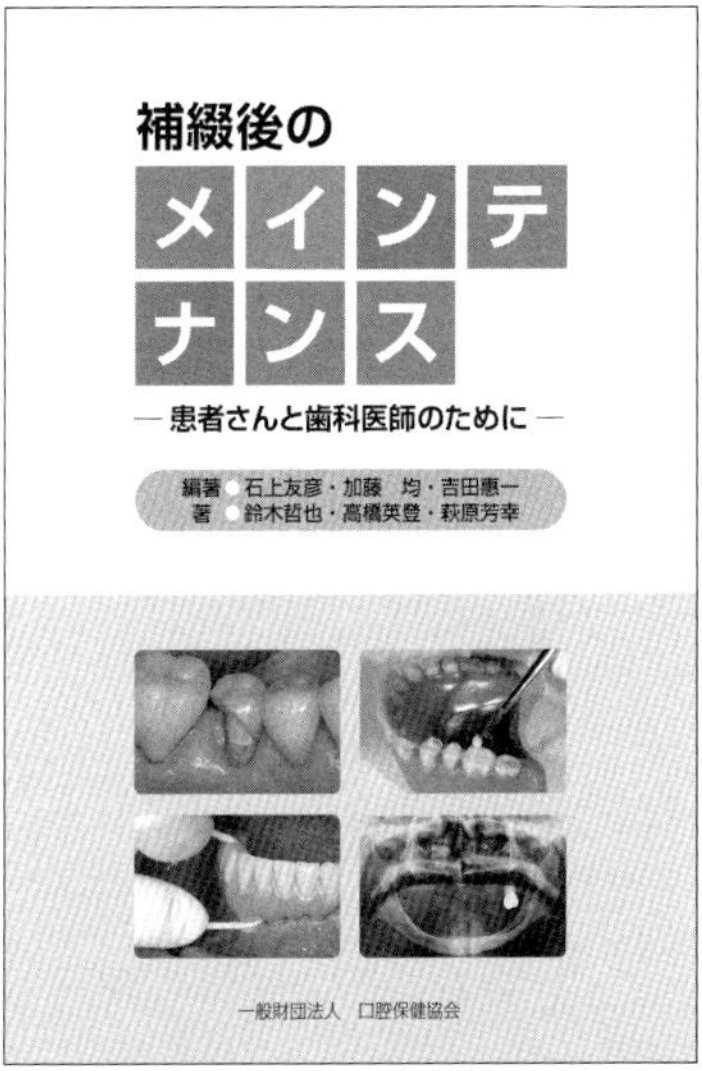

図 40　補綴装置を長期間良好に機能させるためのメインテナンスの要点をまとめた『補綴後のメインテナンス』

デュエットすることや、新人は必ず学会発表をすることなどが暗黙に義務付けられていました。ハラスメントがないと思っていたのは私だけかしれませんが、苦情はありませんでした。一度だけあった苦情は、一人の女性医局員が「私とデュエットをしてくれなかった」と言われたくらいでした。昭和の時代でよかったと思います。

　医局員たちとのさまざまな研究成果は『補綴後のメインテナンス』（**図40**）や『磁性ア

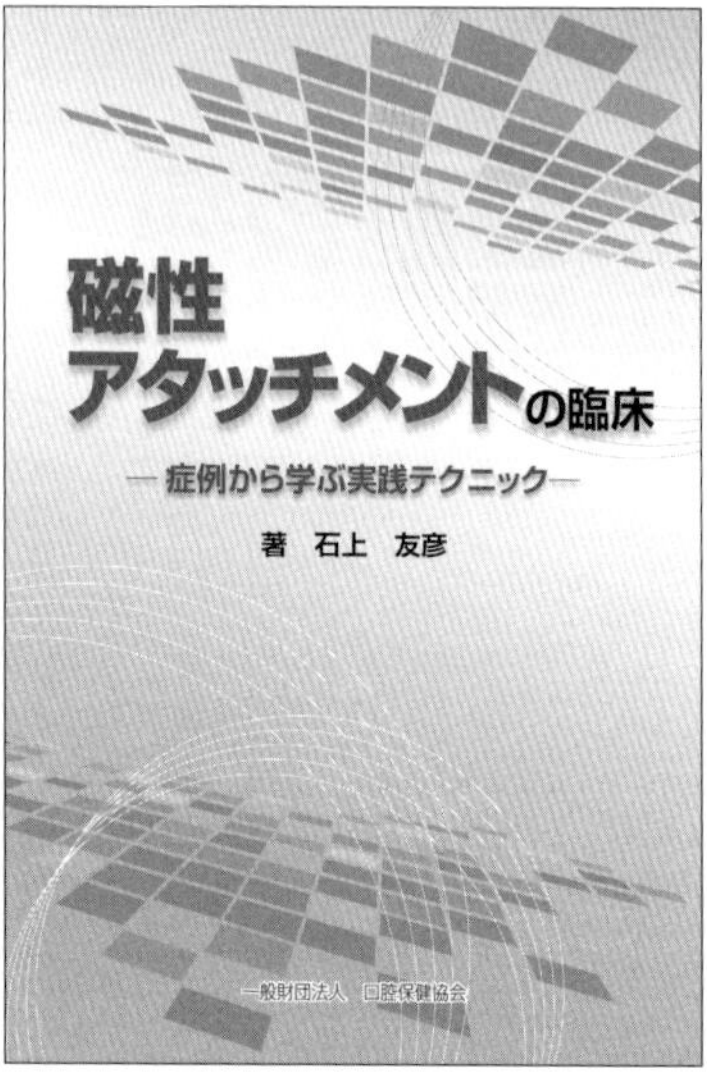

図 41　退職記念業績集の代わりに書いた著書『磁性アタッチメントの臨床』

タッチメントの臨床』という本に収載させてもらいました（図41）。

第三章　いつまで働く元教授

退職後しばらく家に居たのですが、長年の習慣で朝は7時前に起きてしまい、金魚に餌をあげ、植木に水を撒いても、まだ8時前でした。

ときどき近くの井之頭公園で昼飲みを楽しんでいました。ベンチに座って飲んでいると、同年代くらいの男性が同じようにベンチに座り、缶ビールをビニール袋に隠しながら飲んでいるのを見たとき、「これではいけない、もう少し働かなくてはいけない」と真面目に考えました。

まずは、教授時代に健康診断を専門とする企業から歯科検診を依頼され、医局員を派遣していた検診に私が行くことにしました。特に前泊する地方の検診は旅行気分で、その地方の美味しい食べ物と酒を楽しみ、ビジネスホテルで一人羽を伸ばし、現役時代の出張気分を思い出していました。大学院生たちにはよいアルバイトだったのですが、可哀そうなことをしてしまいました。

次に、歯科検診を依頼されていた新宿にある企業の歯科診療室で週3日働きはじめました。さらに、銀座でインプラント治療を専門に開業している旧友に、週1日インプラント以外の患者さんを診る約束で働き始めました。大学時代にはインプラント治療を専門で行っていた時期もあったのですが、インプラント治療は精神的にも気を遣い、メインテナンスも大変なので止めていました。しかし、銀座の友人とは私がインプラントの上部構造を専門にやっていたころからの仲なので、インプラント以外というわけにもいかなくなりました。

銀座の病院はインプラント治療が専門なので、ほとんどが自費診療です。新宿の診療室は保険診療が主で、私が働いているのを聞きつけ、大学病院時代の患者さんが訪ねて来てくれました。嬉しいことなのでしょうが、人は時々リセットしたくなります。定年退職まで働いた人間は人づきあいも多く、お世話になった方や面倒をみた方など、数え切れません。義理を欠いてはいけないのですが、人間関係が減っていくのが自然の流れです。人の名前も忘れがちで、ボケの始まりなのかもしれませんが、新たな生活を求めていました。

先日、名古屋の友人の教授が退職をしたとの連絡がありました。彼は70歳の定年退職でした。私は65歳の定年退職だったので、私より5年も長く教授職をやっていたことになります。私がもし70歳まで教授職を継続していれば、新たな環境のストレスを感じることなく、慣れた職場で楽しく働き、退職後に再就職も考えなかったかもしれません。しかし長年教授職を継続していると、自分にとってはよいのですが、新たな職場の活性を邪魔していたかもしれません。「老兵は死なず、静かに去る」と言いますが、「静かに去る」がむずかしいことを実感しています。退職後の元職場の現況について、ついひとこと言いたくなるし、自分が居ればこうしたのにと言いたくなってしまいます。

私は退職までに2度職場を変わりましたが、その度に「私が居なくなると職場は困ってしまうのではないか」と、自信過剰でした。職場に迷惑をかけてしまうのでは、と思う心が職場移動のストレスにもなりました。しかし、すぐに新たな流れで職場は動いていきます。

教授の定年退職後は一般的に、次の教授が就任して、新たな環境を作り活動していきます。私は退職後、医局には関心を示さないようにがんばりました。もちろん、何か依頼があればいくらでも応援はしますが、まだ65歳でしたので次のステージに対する人生の思いが、過去を少し遠のけてくれました（図42）。

退職後に働かせてもらっている銀座の院長は私と同じ年ですが、まだまだ現役の活力を感じます。開業医には定年はなく、自分で限界を感じたときに引退するのでしょうが、個人経営をしている人々はいつ定年を迎えるのか、うらやましいようで可哀そうな気もします。人生節目があると新たな思いや、新たな環境で、新たな自分を楽しめる気がします。人生をリセットする気はありませんが、それに近い気分を少し味わえ、面倒くさいですが得をした気分になります。

最近、満員電車の中でスーツを着た高齢者を見ると「何歳くらいかな、がんばるな」と見入ってしまいます。少し風貌のよい人だと「会社役員かな、自営業かな」などと想像しますが、それなら満員電車でなく車通勤か時差出勤ではないか。また、疲れた感じの人だと「定年延期の窓際かな」などと勝手に想像し、楽しんでいます。私もスーツは何着か持っていましたが、定年後はほとんど着なくなり、今は冠婚葬祭用とお気に入りの一着だけで2年間着ていないスーツはすべて捨て、終活の準備を始めました。

現役時代とは異なり、アルバイト以外の社会活動はほとんどなく、少し若者風のカジュアルな服で過ごしています。ジーンズも履くのですが、少し汚れたジーンズは雰囲気があり、好んで履いていたところ、「汚れたジーンズは若者には似合うが高齢者が履くと汚いオジサンにしか見えないから、綺麗な服を着るように」と家族に言われ、それからはジーンズも綺麗なものを履くようにしました。完全に引退したら着物を着ていたいと思っていますが、それも新たなスタートかなと楽しみです。

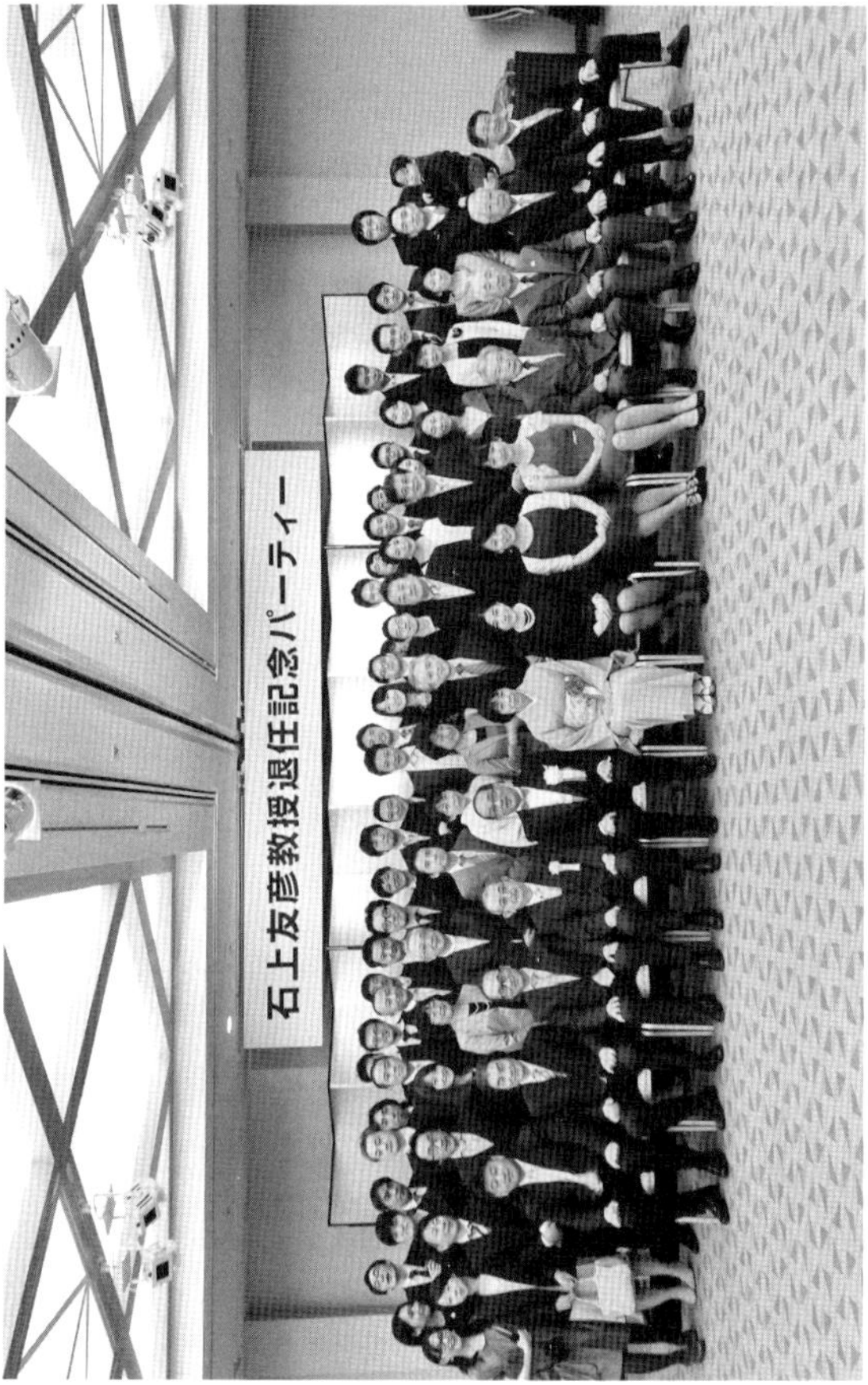

図42　退職記念パーティー。お世話になった方々と家族と共に

私より明らかに年上と思われる患者さんに「若いですね」と言われ、その気になってその患者さんのカルテを見て、自分より年齢が若いことを知り、私もこの患者さんくらいの年配に見られるのかなと、少し複雑です。また、街を家内と歩いているときに、初老の人を見て「彼は僕より年上だよな」と聞くと、「間違いなく年下」と言われ、考えてしまいます。

自分が「老けたな」と思うようになるのは、自分自身が自覚するのではなく、周りの人からいろいろ言われ、だんだんその気にさせられていく気がします。「ボケたんじゃない」、「大丈夫?」、「無理しないで」、「若くないのだから」、「シニア割引」、等々、言葉の重圧で老いに追い込まれていきそうです。体力的には少し弱くなった気はしますが、まだ銀座や新宿が私を必要としてくれている気がしているので、診療のストレスはありますが、勤務させていただけることに感謝しています。

金銭的には困窮していませんが、何を求めるかでお金はいくらでも欲しいものです。もし、有りあまるほどお金があれば再就職せず、好きなことができるかもしれませんが、社会生活から退職してしまうことになり、寂しさを感じてしまうと思います。働く気力がなくなり、患者さんと会話するのが面倒くさくなり、エピソードがなくなってきたら着物を着て過ごしたいと思います。その時は、元歯科医師の退職後の生活が楽しみです。

あとがき

昔の大学歯科病院に来院する患者さんは、多少治療費が高くても先進的なよい治療を受けたい人が多かったようです。私が大学病院勤めを始めたころは、大学という看板の下に保険治療を安心して受けたい人や、開業医ではむずかしい治療の患者さんが多かった気がします。また、従事している私も、やってみたい治療や技術を向上させたいことを採算抜きにやっていました。

さらに、大学病院は歯科学生の臨床教育の場でもあったので、基本的な治療内容であれば学生が担当するため、上手な治療とは言いにくいこともありました。患者さんも大学ということで、簡単な説明で安心して身を任せてくれる方が多かったと思います。

しかし、近年は簡単に身を任せる患者さんは少なく、当然のことなのですが治療内容や料金の妥当性などの丁寧な説明を求められます。学生の臨床教育もむずかしく、不慮の事故があれば訴える患者さんも少なくありません。そのうえ、大学も採算を重視し、厳しく売り上げを求めてきます。大学病院の先に述べたような特徴も薄れ、大学の意義を考えさせられます。

そんな中、時代の変化と共に40年近く臨床に従事していると、さまざまなエピソードが生まれます。私が患者さんの対応で大切にしていたのは患者さんとの距離感です。気難しい人、心配症の人、おおらかな人、無頓着な人、偉そうな人、気の弱い人、生意気な人、千差万別ですが私の性格は変わりませんので、完全に相手に合わせることはできません。患者さんの雰囲気を感じながら私のペースに巻き込み、楽しく治療をすることを心がけました。根底になるのは患者さんのために何がよいか、基本的には病を持つ弱者の患者さんに優しく一生懸命治療し、上手な手技と知識を勉強し続けることが歯科医療人には大切です。

今回、紹介したエピソードは思い出の一部ですが、紹介していないすべての症例を細かく思い出せばすべてにエピソードはあると思います。ただ思い出せないということは、日常の診療に追われ、楽しみ切れなかったのかもしれません。これからは一人一人の患者さんともっと楽しめるような、余裕のある医療人でありたいと思います。

相田みつをの「一生青春、一生勉強」という言葉が好きで、教訓にしていましたが、最近は後者がおろそかになりつつあります。勉強しなくても年は取りますが、経験値は財産だなとも思います。「長幼の序」もよい言葉ですね。

本書で紹介した治療手技は大学の研究で得た知識を頭の隅に置き、経験値と患者さんの価値観のバランスを感じながらの診療でした。学問的には問題があるかもしれませんが、医療としては悪くないのではと思っています。若い歯科医師が本書を読まれたときは、まず学問的に疑問を持ってください。私も大学院生時代に教授の介助をさせていただき多くを学びましたが、浅学でしたので、「今の教授の治療でよいのか、もっといい方法があるのでは」等とノートに書き綴りました。学ぶ態度というよりは、生意気な大学院生だったかもしれません。しかし、そのことが向上心に繋がったことは間違いありません。

定年退職して周りを見渡すと、同級生でも年寄り臭い友人もいれば、気持ち悪いほど若い友人もいます。この差は環境の違いが大きいのではないかと感じています。開業している歯科医師は定年というものはなく、スポーツ選手のように体力と気力の限界を感じたときに退職するようです。しかし、大学組織に従事している歯科医師には組織を活性持続していくために定年退職があります。開業医に比べると早期に現役を退くことになるようですが、退職後に第二の歯科医師人生を迎え、新たな環境下で組織での経験を活かした診療と患者さん対応を楽しめます。一度の人生なので診療や患者さん対応はポジティブに感じたいものです。

退職までの回顧録を書きだすと、暴露本になりそうな一面も出てきますが現役時代に少し波風を立てて来ましたので、退職後は時の流れを楽しめるようにと思っています。本書が退職した教授の仕事としてお役に立てれば幸せです。

文献紹介（著者執筆）

「両側上顎骨切除患者に対する特殊構造の顎義歯の一症例」愛知学院大学歯学会誌、26（4）、805-812、一九八八

「アメリカの顎顔面補綴を経験して」顎顔面補綴、13（1）、79-85、一九九〇

『補綴後のメインテナンス―患者さんと歯科医師のために―』口腔保健協会、39-70、二〇一六

『磁性アタッチメントの臨床―症例から学ぶ実践テクニック―』口腔保健協会、二〇一七

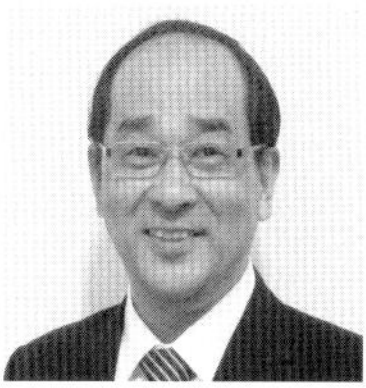

石上　友彦
（いしがみともひこ）

1979 年　日本大学歯学部 卒業
1983 年　東京医科歯科大学大学院歯学研究科 修了
1983 年　東京医科歯科大学歯学部（冠橋義歯学）
1986 年　愛知学院大学歯学部（部分床義歯学）
2001 年　日本大学歯学部歯科補綴学第Ⅱ講座 教授
2019 年～銀座の歯科医院と新宿の企業診療室に勤務
【主な著書等】
『磁性アタッチメントの臨床』口腔保健協会
『補綴後のメインテナンス』口腔保健協会
『NHK きょうの健康、入れ歯の悩み解決』日本放送出版協会
専門分野で活躍する一方、TV・新聞・市民フォーラムなどを通して一般市民に対する歯科治療の普及・推進活動も行っている。

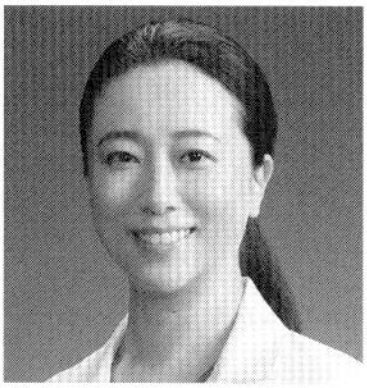

古城　祐子
（こじょうゆうこ）

1997 年　明海大学歯学部 卒業
1998 年～現在まで　銀座の歯科医院に 22 年間勤務
【主な著書等】
『女医が教える女のからだ』日本文芸社　監修
『女性に優しい歯医者さん 50』GEIBUNSHA　監修
など監修多数
数多くの TV にコメンテーターとして出演している。

OH ブックス 18

元教授の診療録

―退職後のちょっと一言―

2021 年 9 月 10 日　初版 1 刷発行
著　者　石上友彦　古城祐子
発　行　一般財団法人 口腔保健協会
〒170-0003　東京都豊島区駒込 1-43-9
電話　(03) 3947-8301
振替　00130-6-9297
http://www.kokuhoken.or.jp/
印　刷　三報社印刷
製　本　愛千製本

乱丁・落丁の際はお取り替えいたします.

ISBN978-4-89605-375-3